JN485427

커뮤니티 케어: 일본의 의료와 개호

무토 마사키 저
남은우 · 정승용 · 김소형 · 신정우 역

계축문화사

「일본 의료와 개호: 2025년을 향한 교차로」

한국 독자들에게

일본은 2020년에 동경 올림픽을 개최한다. 올림픽의 막이 내린 뒤 5년이 지난 2025년에는 더 큰 이벤트가 일어난다. 그것은 바로 일본이 전세계 어떤 나라도 경험한 적 없는 슈퍼 고령 사회에 돌입하는 일이다. 2025년은 나를 포함하여 제2차 세계대전 이후에 태어난 베이비 붐 세대 800만명이 일제히 75세 이상의 후기 고령자가 되기 때문이다. 그 때가 되면 65세 이상의 고령 인구는 3,700만명, 고령화율은 30%를 넘긴다. 이러한 인구 구조의 변화는 거의 일본이 다른 나라로 바뀌는 것과 같은 대규모적인 변화이다. 그 2025년을 향해 지금 우리는 의료와 개호의 체제 만들기가 올림픽 준비와 함께 막바지에 접어들고 있다.

2025년을 8년 앞둔 2018년은 특별한 해이다. 진료수가와 개호수가의 동시개정, 그리고 의료계획과 개호보험 사업계획도 함께 시작되는, 마치 행성이 일렬로 늘어선 것과 같은 행성직렬의 해가 된 것이다. 각각의 개정 주기가 다르기 때문에 이렇게 행성직렬이 일어나는 것은 30년에 한번이다. 2018년을 이대로 지나쳐버리면 2025년을 앞두고 앞으로 큰 제도 개혁을 할 수 있는 기회는 없을 것이다.

구체적으로 2018년의 진료수가와 개호수가의 동시개정은 의료와 개호의 연계가 가장 큰 테마이다. 2000년에 일본에서 개호보험제도가 시작된 이래, 의료와 개호는 서로 다른 길을 걷기 시작했고 그 길이 교차하는 동시개정은 과거 두 번 밖에 없었다. 그리고 이번이 세 번째 교차(크로스 로드)하는 해이다. 그리고 이번 교차로는 지역의료구상을 주체로 하는 의료계획과 지역포괄케어를 추진하는 개호보험 사업계획이 시작되는 해이기도 하다.

말하자면 진료수가, 개호수가, 의료계획, 개호보험 사업계획이라는 네 가지 길이 서로 교차하는 해가 바로 2018년이다. 그리고 이 교차로의 저 건너편에는 2025년의 노인인구라는 거대한 산이 우리를 기다리고 있다. 과연 우리가 이 산을 넘을 수 있을지는 2018년의 선택에 달려있다고 해도 과언이 아니다.

이 책은 이런 생각을 가지고 2018년에 일어난 제도 변경에 대해 급하게 정리한 것이다. 진료수가와 개호수가의 개별 항목이나 여러 숫자의 변화를 보는 것만으로는 개정의 진정한 모습을 보지 못한다. 그 이면에 담긴 과거의 경위와 시대가 나아가고자 하는 방향을 잘 이해하지 못하면 개정의 진정한 의미는 알 수 없을 것이다. 그래서 이 책에서는 그 이면에 있는 지역의료구상과 지역포괄케어시스템에 대해서도 가능한 한 알기 쉽게 해설하려고 노력하였다.

한국도 일본과 같이 고령화라는 길을 걷게 된다. 이 책을 통해 일본의 경험이 한국 독자분들에게 참고가 된다면 저자로서 이보다 더 기쁜 일은 없을 것이다.

2018년 8월 길일 동경 아카사카에서

국제의료복지대학 대학원 교수 무토 마사키

저자 서문

2018년은 행성들이 태양을 향해 일렬로 서있는 행성직렬의 해이다. 진료보수(한국의 건강보험 수가와 같음. 이하 진료수가)와 개호보수(한국의 장기요양보험의 수가와 같음. 이하 개호수가)가 동시에 개정되고 의료계획과 개호보험 사업계획이 동시에 시작되는 해이기 때문이다. 서로 개정 주기가 다르기 때문에 이렇게 행성직렬처럼 동시에 이루어지는 것은 30년에 한 번 있는 일이다.

특히 2018년의 동시 개정은 의료 분야와 개호 분야의 연계가 하나의 큰 테마이다. 2000년에 개호보험 제도가 시작된 후, 의료와 개호는 서로 다른 길을 걸어왔기 때문에 이 두 길이 서로 교차하는 동시 개정은 지금까지 두 번 밖에 없었다. 올해가 세 번째로 이 두 길이 교차하는 해이고, 이번에는 의료계획과 개호보험 사업계획이라는 두 길도 서로 교차하게 된다.

이 네 가지 길이 동시에 교차하는 해가 2018년이다. 그리고 앞으로 다가올 2025년에는 엄청난 수의 단카이(団塊) 노인 인구(일본의 베이비붐 세대)라는 거대한 산이 우리를 기다리고 있다. 과연 우리가 이 산을 넘을 수 있을지는 2018년의 선택에 달려있다고 해도 과언이 아니다.

이 책은 이런 생각을 가지고 지금까지 써왔던 연재 기사를 모아 급하게 정리한 것이다. 진료수가와 개호수가의 개별 항목이나 여러 숫자의 변화를 보는 것만으로는 개정의 진정한 모습을 보지 못한다. 그 이면에 담긴 과거의 경위와 시대가 나아가고자 하는 방향을 잘 이해하지 못하면 개정의 진정한 의미는 알 수 없을 것이다. 그래서 이 책에서는 가능한 한

알기 쉽게 지금까지의 경위와 앞으로 나아갈 방향에 대하여 설명하였다.

그렇기 때문에 먼저 개정의 배경이 되는 지역의료구상과 지역포괄(地域包括)케어시스템의 개념과 사고방식을 이해할 필요가 있다. 그래서 제1장은 지역의료구상과 이를 반영한 제7차 의료계획에 대해서 살펴보았다. 그리고 지역포괄케어시스템에 관련된 개호보험 사업계획과 의료계획의 관계에 관해서도 설명을 넣었다.

제2장은 지역의료구상과 관련 깊은 입원 의료의 개정 항목에 대해 전망하였다. 이번 진료수가 개정은 지역의료구상을 뒷받침하는 개정이다. 그중에서도 환자의 상태를 반영하기 위한 DPC 데이터의 활용이나 신설되는 개호의료원에 대해 자세한 설명을 넣었다.

제3장은 의료와 개호의 연계 가운데 재택의료, 방문간호, 보험 약국, 간호 소규모 다기능형 주택 개호나 정기 순회 수시 대응 서비스, 고령자의 주거 문제, 건강·의료·개호의 정보 통합 과제에 대해 살펴보았다. 그리고 마지막으로 의료와 개호의 연결 역할을 담당하는 의료복지연계사의 육성에 대해서도 설명하였다.

이 책이 의료와 개호의 현장에서 환자와 이용자를 위해 매일같이 이마에 구슬땀을 흘려가며 일하고 계신 분들에게 조금이나마 도움이 된다면 저자로서 이보다 더 기쁜 일은 없을 것이다. 이 책을 통해 2018년의 진료수가와 개호수가 개정의 진정한 의미를 이해하고 각자의 위치에서 잘 대응해 나아갈 수 있기를 바란다.

2018년 2월 동경 아카사카에서

국제의료복지대학 대학원 교수 무토 마사키

역자 서문

한국은 최근 커뮤니티 케어에 관한 다양한 논의가 이루어지고 있다.

한국은 최근 노인인구가 늘어나면서 이에 대응하기 위한 다양한 정책이 개발되고 있다. 보건복지부에서는 이를 위하여 커뮤니티 케어 사업도입을 발표하였다.

커뮤니티 케어(community care)는 1950년대에 영국에서 지역보호라는 이름으로 등장하여, 이와 관련한 다향한 정책이 개발되어 왔고, 이를 위한 시설, 인력, 재원조달 등의 정책이 개발되어 오고 있다. 일본에서는 커뮤니티 케어를 지역포괄케어로 부르고 있다.

한국의 커뮤니티 케어가 성공적으로 도입되기 위하여서는 이 제도를 이미 실시하고 있는 국가의 사례가 도움이 될 것이다. 이를 통하여, 지원조직 간 연계·협력 및 주민서비스 전달체계 구축, 방문간호 등 보건복지 케어서비스와 주거지원 통합 제공 시스템 등을 개발할 수 있을 것이다.

커뮤니티 케어는 돌봄(Care)을 필요로 하는 주민들이 자택이나 그룹홈 등 지역사회에 거주하면서 개개인의 욕구에 맞는 서비스를 누리고, 지역사회와 함께 어울려 살아가며 자아실현과 활동을 할 수 있도록 하려는 혁신적인 사회서비스 체계를 의미한다.

이와 관련하여, 일본의 이 분야 전문가인 무토 마사키 교수가 발간한 2025년을 향한 의료와 개호의 교차로 책이 한국에 시사하는 바가 많아, 이 분야를 연구하는 젊은 전문가들과 공동으로 이 책자를 번역하였다.

이 책의 특징은 지역의료구상과 커뮤니티 케어와의 관계를 잘 설명하고 있고, 의료와 요양, 복지가 통합되어 나아갈 방향을 제시하여 주고 있다. 이를 위하여, 의료복지연계사, 의료와 복지 데이터 통합관리, 방문 간호 및 재택 의료, 미토리 및 약국 업무 등에 대하여 포괄적으로 방향을 제시하여 주고 있어, 한국정부 관계자와 자치단체 그리고 의료 복지 분야를 연구하는 분들에게도 시사점을 줄 수 있을 것이다.

함께 책을 번역한 정승용 컨설턴트, 김소형 선생님, 보사연의 신정우 박사에게 고마움을 전하며, 원고를 읽고 다듬어준 노은비 간호사 선생과 박지민 학생에게도 고마움을 전합니다.

2018년 11월 역자 대표 남은우

차례

제3장 의료와 개호의 교차로

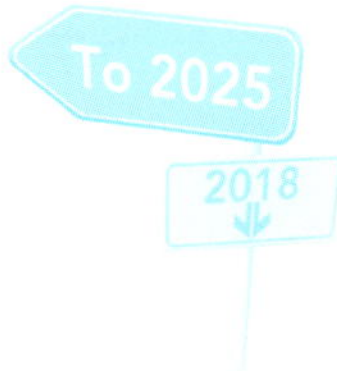

서 장

2025년을 향한 의료와 개호의 교차로

연초부터 중앙의료사회보험협의회(中医協)와 개호[1]급여비 분과회(介護給付費分科会)에서는 2018년 4월에 실시될 진료보수[2]·개호보수[3]의 동시 개정에 대한 심의가 막바지에 이르고 있다. 본고에서는 2017년 말까지의 심의 내용을 되돌아보고, 단카이 세대[4] 700만 명이 75세 이상의 후기 고령자가 되는 2025년을 전망하고자 한다.

진료수가·개호수가의 개정률

2017년 12월 후생노동성은 예산에 대한 장관들 간의 협의 결과를 바

1) 개호 : 국어사전 상의 의미는 곁에서 돌보아줌. 일본에서는 고령자·병자들을 간호해서 돌보는 것 혹은 장애인의 생활을 지원하는 것을 의미
2) 진료보수 : 한국의 '진료수가'에 해당. 이하 진료수가로 번역하기로 함.
3) 개호보수 : 한국의 '장기요양보험수가'에 해당. 이하 개호수가로 번역하기로 함.
4) 단카이 세대 : 1947년도에서 1949년도에 태어난 일본의 베이비붐 세대를 가리킴. 모두 680만 명으로써 일본 전체 인구 중 5.4%를 차지한다.

탕으로 2018년도 진료수가 개정률을 발표하였다. 진료수가는 기술료 등의 본체(의과, 치과, 조제) 부분과 약가·재료 부분의 2가지로 구성되어 있다. 이번 개정에서는 본체 부분이 0.55%(의과 0.63%) 인상되고, 약가·재료 부분은 1.74% 인하되는 것으로 결정되었고, 이 둘을 합치면 전체적으로는 1.19%가 인하되었다.

본체 부분의 개정률은 지난(2016년 개정) 개정률인 0.49%보다 높고, 실액수로는 600억 엔 정도가 증가하였지만, 약가·재료 부분의 1.74% 인하로 대략 1,700억 엔이 감소하였다. 약가 차익은 점점 줄어드는 추세이고, 그동안 약가 차익에 의존해왔던 의료기관들은 큰 타격을 받게 될 것이다.

개호수가는 2015년도 개정의 영향과 인재 확보를 위한 인건비 증가 등을 고려하여 0.54% 인상되었다. 이번 개호수가 개정에서는 요양병상이 개호의료원(介護醫療院)으로 전환되는 것이 주안점이 될 것이다.

그리고 이번에는 진료수가, 개호수가, 장애복지서비스 등 수가 세 가지 종류의 수가가 개정된다. 진료수가의 본체 부분과 개호수가가 증액 개정이 되었는데 장애복지서비스 등 수가도 마찬가지로 0.47% 인상되었다. 이렇게 세 가지 수가가 동시에 플러스 개정될 수 있었던 이유는 카토 카츠노부(加藤勝信) 후생노동 장관이 장관들 간의 협의 후에 열린 기자회견에서 언급했듯이, 2018년도 예산견적(概算要求)을 뽑을 당시에는 사회보장과 관련된 비용의 자연증가분을 6,300억 엔으로 추정했는데, 이를 1,300억 엔 정도 삭감하여 정부가 목표로 한 5,000억 엔 이내로 억제하고자 한 정책적 결정의 영향이 크게 작용했기 때문이다. 그러나 1,300억 엔에 해당하는 자연증가분의 예산 삭감은 거의 약가 인하, 약가 제도의 근본 개혁, 대형 문전약국[5](門前藥局)에 대한 조제수가의 적정

5) 문전약국 : 병원 앞에서 영업을 하고 있는 약국. 본래 문전의 뜻은 절(寺) 앞을 의미함. 이

화 등 의약품과 관련된 항목에만 의존하고 있다는 것이 문제이고, 이렇게 의약품에만 의존한 정책도 이미 한계를 보이기 시작했다.

이를 해결하기 위해 2025년을 향한 진료수가의 방향성은 입원 병상의 근본적인 구조개혁에 해당하는 지역의료구상[6]의 실현에 있다. 카토 후생노동 장관도 "2025년에 단카이 세대가 75세 이상이 되는 것을 주시하면서 이에 필요한 대응, 특히 병원 기능 분화 등을 강력하게 추진하고 싶다"며 그 방향성을 지지하고 있다.

입원기본료의 새로운 평가체계

이를 배경으로 지금까지의 진료수가와 개호수가의 동시 개정을 둘러싼 논의를 살펴볼 필요가 있다. 무엇보다도 입원기본료의 근본적인 평가 체계를 재검토하여 생긴 '새로운 평가 체계'가 큰 과제이다. 2017년 11월에 개최된 중의협 총회에서 후생노동성 보험국 의료과(醫療課)는 다음과 같은 새로운 평가 체계를 제안하였다.

- 7대 1과 10대 1 입원기본료의 기본 구조를 바꾸어 '간호배치 등에 따른 기본 부분'과 '진료 실적에 따른 단계적인 평가 부분'을 조합한 수가 체계를 만든다.
- 7대 1과 10대 1 입원기본료의 '중간 단계'에 평가 부분을 새로 만들어서 7대 1에서 10대 1 입원기본료로의 원활한 이행을 촉진한다.

절 앞에는 상점이 많이 있고, 장사가 잘되는 곳을 문전성시라 부름.

6) 지역의료구상 : 2025년을 향해 병상의 기능 분화·연계를 추진하기 위해서 의료기능별로 2025년의 의료 수요와 필요 병상을 추계하고 정하는 것.

도표 2가지 평가의 조합에 의한 새로운 입원 의료의 평가 체계

○장래적으로 발생할 입원 의료 수요의 변동에도 탄력적으로 대응할 수 있도록 현재의 일반병동 입원기본료, 요양병동 입원기본료 등에 대해 3가지 기능을 축으로, 입원료(시설 기준)에 따른 평가(기본 부분)과 진료 실적에 따른 단계적인 평가(실적 부분)을 조합시킨 새로운 평가 체계로 재편 · 통합하는 것은 어떨까.

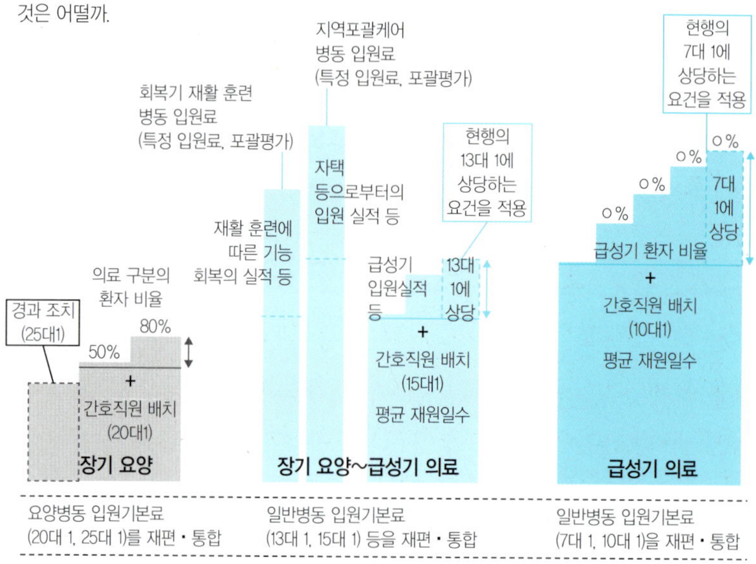

※특정기능병원, 전문병원, 정신병원, 결핵병원, 장애자 시설 등, 그 외 특정 입원료 등에 대해서는 특정 기능과 대상 환자를 고려한 입원료이기 때문에 위의 이미지에는 포함시키지 않는다.

출처: 중앙사회보험의료협의회 총회, 2017년 12월 6일(개: 2018년 2월 7일)

이와 더불어 2017년 12월에 개최된 중의협에서 후생노동성은 위와 같은 제안이 담고 있는 '기본 부분'과 '단계적인 평가 부분'의 조합에 의한 새로운 평가 체계를 급성기 뿐만 아니라, 회복기와 장기 요양 등에도 적용하는 방식을 제시하였다. 구체적으로는 급성기 의료(7대 1, 10대 1), 급성기~장기 요양(13대 1, 15대 1, 지역포괄케어, 회복기 재활 훈련), 장기 요양(요양병동 20대 1, 25대 1)을 통합 및 재편하고, 기본 부분과 단계적 평가 부분을 조합시킨 새로운 평가 체계를 만든다는 내용이다(도표).

이로써 급성기 의료는 10대 1을 기본 부분으로 하고, 중증도, 의료·간호필요도[7](이하 간호필요도)를 단계적인 평가 부분으로 하게 된다.

급성기~장기 요양의 일반병동은 15대 1을 기본 부분으로 하고, 급성기 환자 입원 실적을 단계적 평가 부분으로 하게 된다. 지역포괄케어[8](地域包括 CARE) 병동은 지역포괄케어 병동 입원료를 기본 부분으로 하고, 자택 등으로부터 직접 환자가 입원하는 실적 등을 단계적으로 평가하게 된다. 또한 회복기 재활병동은 회복기 재활 입원기본료를 기본 부분으로 하고, 재활 훈련에 의한 기능 회복 실적 등을 단계적인 평가 부분으로 한다.

장기 요양은 요양병동 20대 1을 기본 부분으로 하고, 의료구분 환자의 비율을 단계적 평가 부분으로 한다.

7대 1과 10대 1의 간호필요도에 대해서는 A항목과 C항목의 각 항목과 관련된 부분을 DPC[9] 데이터(EF통합파일[10])로부터 추출하는 새로운 진료 실적 평가 방식을 도입한다. 요양병상에서 환자의 중증도를 나타내는 의료 구분도 항목을 다시 검토하고, 2018년도부터 요양병상도 제출하게 될 DPC데이터를 사용하여 의료 구분의 재평가를 할 예정이다.

이러한 입원기본료의 재편과 새로운 평가 체계의 도입은 2006년 입원기본료에 7대 1을 도입하고, 그리고 요양병상에 의료구분을 도입한 이래 가장 큰 변화라고 할 수 있다.

단계적 평가 부분은 이전 개정에서 정해진 기존 지표를 이용하여 설정

---

7) 중증도, 의료·간호필요도 : 입원환자에게 제공되어야 하는 간호의 필요량을 측정하는 지표로서 의학적인 처치 등의 필요성을 나타내는 A항목, 환자의 일상생활기능을 나타내는 B항목, 수술 등의 의학적 상황을 나타내는 C항목으로 구성되어 있다.

8) 지역포괄케어는 보건–의료–개호–복지–생활지원 서비스가 통합되어 지역사회 단위에서 서비스가 이루어지도록 하는 노인 대상 제도로서, 최근 한국에서 논의되고 있는 커뮤니티 케어와 유사한 제도임.

9) DPC(Diagnosis Procedure Combination) : 환자 분류로서의 진단군 분류를 의미.

10) EF통합파일 : 진료수가 청구정보로서 입원 및 외래 환자의 의과(医科)점수표를 토대로 한 진료 행위별 정보. 본문에서는 입원EF통합파일을 지칭.

하였지만, 다음 개정부터는 DPC데이터(EF통합 파일) 등을 이용한 진료 실적 평가와 결과(outcome) 평가 등의 새로운 평가 방법을 추가적으로 개발해 나갈 방침이다. 그러한 의미에서 이번 개정은 2025년을 향한 입원기본료 개혁의 시작이라고 할 수 있을 것이다.

요양병상 문제와 개호의료원의 창설

개호수가 개정의 최대 관심사는 요양병상이 전환하게 될 개호의료원이다. 요양병상 문제는 병원 병상의 역사와 아주 깊은 관련이 있다. 이 부분은 여러 선진국들의 병원 병상의 역사를 돌아보면서 다시 한 번 살펴보도록 하자.

여러 선진국에서는 제2차 세계대전 이후, 전후 복구 작업이 진행되면서 경기가 회복되고, 의료기술이 발전되면서 병원의 병상이 급격하게 증가하였다. 그리고 1965년경에는 일본도 인구 당 병상수가 유럽이나 미국과 비슷한 수준에 이르게 되었다.

하지만 선진국들은 1970년대 석유 파동을 겪고 경제후퇴기에 들어가게 되면서 병원 병상의 구조 개혁을 과감하게 실시하였다. 각국은 병원이라는 치료 장소와 생활 지원이나 개호서비스를 받는 장소를 명확하게 나누었고, 급성기 병상을 축소하면서 환자를 돌보는 장소를 병원에서 지역으로 옮기기 시작하였다. 그리고 급성기 병상에 대해서는 한 병상당 직원 수를 늘려 집중적인 치료를 함으로써 평균 재원일수를 단축하는 것으로 효율화를 도모하였다. 동시에 지역 안에서는 너싱홈 등의 개호 시설을 늘리고 환자를 병원에서 지역으로 옮기는 일에 힘쓰기 시작하였다.

그런데 일본은 이러한 흐름에 역행하였다. 1973년 노인 의료비 무료화를 계기로 너싱홈의 역할을 하는 시설을 병원화시켰고, 많은 사회적 입원[11] 환자를 병원에 입원시키는데 박차를 가한 것이다. 그 당시에 해결하지 못 한 채 남겨둔 이 문제를 이제야 개정한 것이라고 해도 좋을 것이다.

그래도 뒤늦게나마 이번 개정으로 의료 요양병상(25대 1) 8만 병상과 개호 요양병상 6.3만 병상 등 총 14만여 개의 병상을 병원 병상과 분리하고, 개호의료원이라는 개호 시설을 만들게 되었다. 이것이 개호의료원이 만들어진 목적이고, 지역의료구상에서 병상 감소라는 큰 과제이기도 하다.

개호의료원의 수가 설정에 대해서는 2017년 11월에 개최된 개호 급여비 분과회에서 그 방향성이 정해졌다. 시설 기준과 기본 수가의 수준은 개호 요양형 의료시설(介護療養型医療施設)과 개호 요양형 노인 보건시설(介護療養型老人保健施設)을 참고로 설정하였다. 단, 요양실의 환경을 조금 더 충실하게 한 부분에 대해서는 수가 수준을 더 높게 설정하였고, 의료상의 처치가 필요한 사람이나 중증 환자가 차지하는 비율에 따라 평가를 하도록 하였다. 그리고 '일상적인 의학 관리가 필요한 중증 개호자의 수용', '종말기·말기' 등의 기능과 '생활 시설'로서의 기능을 모두 갖춘 새로운 개호보험 시설을 지향하게 되었다. 더불어, 요양병상에서 개호의료원으로 전환할 수 있는 경과 기간은 개호보험 사업계획에서 6년으로 설정되었다.

개호수가 개정에서는 2025년 지역의료구상에서 추계한 30만 명의 재택서비스 이용자를 커버할 수 있도록 지역포괄케어시스템을 강화하는 것이 주요 테마이다. 개호수가는 0.54%가 인상되었고, 동시에 통소 개호[12]를 비롯한 각종 급여 적정화에도 대처하고 있다. 다만, 지역밀착사업인

---

11) 사회적 입원 : 사회적 입원이라함은 의학적인 이유로 입원하기 보다는 가족관계, 주택 문제 등의 이유로 입원하는 현상을 의미함. 특히, 추운 지방에서는 재원기간이 길게 나타남.

12) 통소 개호(通所介護) : 통소 개호란 데이 서비스로 시설에 가서 식사와 입욕 등의 일상 생활 상의 개호, 그리고 기능훈련 등을 받을 수 있는 서비스.

간호 소규모 다기능형 거택 개호(看護小規模多機能型居宅介護)나 정기 순회 및 수시 대응 서비스와 같이 24시간 이루어져야 하는 서비스나 지역에서의 종말기 서비스는 앞으로 더욱 중요해질 것이다.

이런 중요한 일들이 동시에 일어나는 이번 개정은 2025년을 향한 '의료와 개호의 교차로'가 될 것이다. 지금부터 2025년을 내다보면 병원 병상에서 지역포괄케어시스템으로 전환해가는 길이 크게 넓어지고 있다는 사실을 알 수 있게 될 것이다.

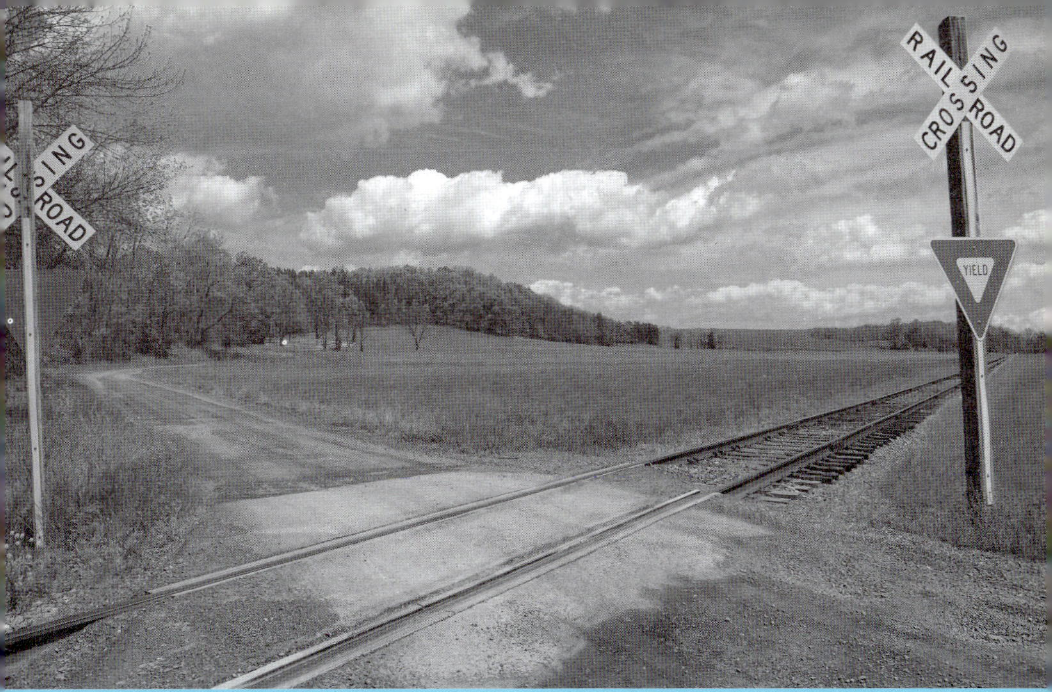

제 1 장

지역의료구상과 지역포괄케어의 교차로

제1절

'지역의료구상'의 이해

2014년 6월에 성립된 '지역에서의 의료 및 개호의 종합적인 확보를 추진하기 위한 관계 법률의 정비 등에 관한 법률'(이하, 의료개호종합확보법)에 근거하여 같은 해 10월부터 지역의료구상이 전국의 도도부현에서 시작되었다.

그로부터 2년 반이 지난 2017년 3월, 전국의 도도부현에서는 지역의료구상 작성이 거의 완료되었다.

지역의료구상이란 단카이 세대가 모두 후기 고령자가 되는 2025년의 필요 병상 수를 추계하는 작업으로 지역 의료계획의 일환으로 시행되는 것이다. 2017년 3월에 보도된 지역의료구상의 전국 집계치를 보면 병상 수는 2013년 약135만 병상에서 2025년 약119.8만 병상으로 약 15.6만 병상이나 감소할 것임을 알 수 있다. 119.8만 병상이라는 집계치는 2015년 6월에 발표된 내각부 전문 조사회가 추계한 115만~119만 병상의 상한치에 가까운 숫자이다(도표 1-1).

도표 1-1 2025년의 의료 기능별 필요 병상 수의 집계 결과(전국 베이스로 집계)

○ 앞으로도 계속해서 저출산 고령화는 진행될 것이고 이러한 상황 가운데 **환자의 입장**에서 **환자가 어떤 지역에 살고 있더라도 자신의 상태에 맞는 적절한 의료를 적절한 장소에서 받을 수 있도록** 하는 것을 목적으로 한다. 이 목적을 달성하기 위해서는 의료기관의 **병상을 의료 필요도에 따라 기능 분화**를 추진하면서 **의료와 개호 서비스가 끊기지 않고 제공**될 수 있게 함으로써 한정된 의료 자원을 효율적으로 활용하는 것이 중요하다.
(→「병원 완결형」의료에서 **지역 전체가 환자를 치료하고 그 삶을 지원하는「지역 완결형」의료로 전환하는 것의 일환**이다.)

○ **지역 주민을 안심시키면서 개혁을 원활하게 추진한다는 관점**에서 앞으로 **약 10년에 걸쳐** 개호 시설과 고령자 주택을 포함한 재택 의료 등에서 **의료와 개호의 네트워크 구축과 병행하여 추진**한다.

➡ • 지역 의료 개호 종합 확보 **기금을 활용한 정책 등을 착실하게 진행**시키며 **회복기 의료를 충실하게 정비**하고 **의료와 개호의 네트워크 구축**을 실시함과 동시에 만성기 의료와 개호 니즈에 대응해 나가기 위해 **모든 사람이 자신의 상태에 따라 적절한 장소에서 적절한 의료와 개호 서비스를 받을 수 있도록 필요한 검토**를 실시하는 등 **정부와 지방 자치단체가 하나가 되어 정책을 실시**하는 것이 중요하다.

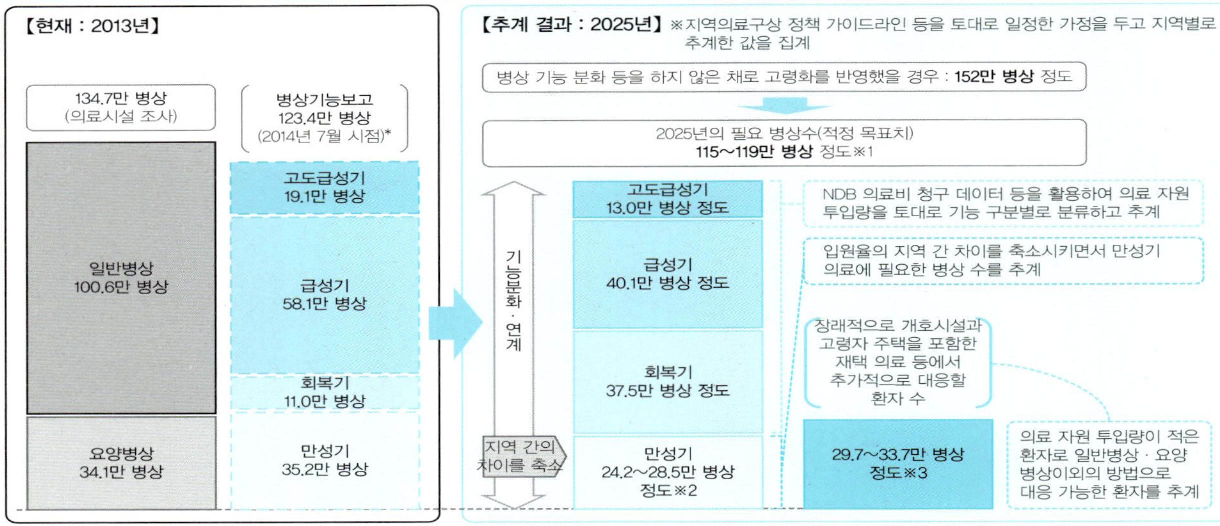

* 미보고 · 미집계 병상 수 등이 있어서 현재의 병상 수(134.7만 병상)와 일치하지 않는다. 또한 이번 병상 기능 보고는 각 의료기관이 정성적(定性的)인 기준을 참고로 의료 기능을 선택한 것이며 이번 집계에서 사용한 기능 구분의 개념에 따른 것이 아니다.

※1 패턴A : 115만 병상 정도, 패턴B : 118만 병상 정도, 패턴C : 119만 병상 정도
※2 패턴A : 24.2만 병상 정도, 패턴B : 27.5만 병상 정도, 패턴C : 28.5만 병상 정도
※3 패턴A : 33.7만명 정도, 패턴B : 30.6만 명 정도, 패턴C : 29.7만 명 정도

출처 : 의료·개호 정보의 분석·검토 워킹 그룹의 검토 내용에 대하여, 마츠다 신야(松田晋哉)(의료·개호 정보의 분석·검토 워킹 그룹 주관자)

지역의료구상에서의 병상 추계 방법

지역의료구상에서는 아래와 같은 전제하에 병상 수를 추계한다. 지금까지 일반병상과 요양병상으로 나누던 병상의 구분을 질병 스테이지(Stage of Illness)에 따라 기능을 중심으로 ① 고도 급성기, ② 급성기, ③ 회복기, ④ 만성기로 나눈다(도표 1-2).

도표 1-2 **4개의 의료기능**

의료기능의 명칭	의료기능의 내용
고도 급성기 기능	급성기 환자를 대상으로 병세의 조기 안정화를 위해 진료밀도가 특히 높은 의료를 제공하는 기능 ※고도 급성기 기능에 해당된다고 생각되는 병동으로 구명 구급 병동, 집중 치료실, 하이케어 유닛, 신생아 집중 치료실, 신생아 치료 회복실, 소아 집중 치료실, 종합 주산기 집중 치료실이 있다.
급성기 기능	급성기 환자를 대상으로 병세의 조기 안정화를 위해 의료를 제공하는 기능
회복기 기능	• 급성기 상태를 경과한 환자를 대상으로 재택 복귀를 위해 의료와 재활 훈련을 제공하는 기능 • 특히 급성기 상태를 경과한 뇌혈관 질환이나 대퇴골 경부 골절 등의 환자를 대상으로 ADL의 향상과 재택 복귀를 목적으로 한 재활 훈련을 집중적으로 제공하는 기능(회복기 재활 훈련 기능)
만성기 기능	• 장기간에 걸친 요양이 필요한 환자를 입원시키는 기능 • 장기간에 걸친 요양이 필요한 중증 장해자(중증 의식장애자를 포함한다), 근이영양증 환자 또는 난치병 환자 등을 입원시키는 기능

고도 급성기, 급성기, 회복기는 진료비 청구 자료로부터 의료 자원 투입량이라는 개념을 이용하여 추계한다.

의료 자원 투입량은 1일당 입원비 가운데 의약품, 검사, 수술, 처치, 화상 등의 의료 자원 투입량을 뜻하며, 투입량이 많은 순서대로 고도 급성기, 급성기, 회복기로 기능을 구분한다.

구체적으로는 의료 자원 투입량이 3,000점 이상인 경우를 고도 급성기, 3,000점 미만 600점 이상을 급성기, 600점 미만 175점 이상을 회복기로 정의하고, 2013년의 진료비 청구 자료로부터 병상 기능 구분별 환자 수를 추계한다. 이어서 2025년 인구 추계 결과를 통해 환자 수를 추계하고, 이것을 병상 이용률로 나누어 병상 기능 구분별 병상 수를 추계한다.

단, 만성기 부분은 요양병상이 포괄 지불이기 때문에 행위별 수가상의 의료 자원 투입량 지표를 사용할 수 없어서 다른 지표를 사용하게 되었다. 그 지표가 바로 요양병상의 입원율(入院受療率)이다.

입원율은 도도부현 간에 격차가 큰 가운데, 최대치인 코치현(高知県)과 최소치인 야마나시현(山梨県)이 무려 5배나 차이가 난다. 이 도도부현간의 격차를 줄이는 방향, 즉 최대치인 코우치현의 입원율을 야마나시현의 입원율 수준으로 줄이는 방향으로 하여 만성기 추계치를 구한다.

또 지역의료구상에서는 재택 필요량도 추계한다. 이때 요양병상에서의 의료구분 1의 70%와 일반병상에서의 의료 자원 투입량이 1일당 175점 이하의 환자(경증 환자)를 재택으로 이행한다는 전제하에서 추계한다. 추계 결과에 의하면 2025년 재택 필요량은 약 30만 명 정도(29.7만~33.7만 명)로 추계되었다. 세부적으로 살펴보면, 요양병상의 의료구분 1의 70%가 약 20만 명, 일반병상의 의료자원 투입량이 1일175점이하(경증자)가 약 10만 명으로 상정(想定)되었다.

후생노동성은 일반병상의 경증 환자는 기본적으로 외래 의료에서 대응하고, 요양병상의 환자는 '개호의료원' 등으로 보내질 사람을 제외하고 외래, 재택의료, 개호서비스 등으로 대응한다는 방침을 제시하였다.

요양병상은 개호의료원 등으로 전환

앞에서 이야기한 것처럼 2025년까지 15만 병상을 줄이고, 재택 필요량인 30만 명을 커버하는 것이 실현 가능한 것일까? 그 가능성과 과제를 살펴보기로 하자.

우선, 감소할 것으로 예상되는 15만 병상의 대부분을 차지하는 것은 휴면 병상(비가동 병상)이다. 휴면 병상에 해당하는 병상 수는 약 9만 병상이기 때문에, 실제 가동되고 있는 병상은 6만 병상에 불과하다.

이 6만 병상 대부분은 제2장에서 자세히 설명할 요양병상이 될 게 틀림없다. 왜냐하면 만성기 요양병상은 2015년 7월부터 시작된 '요양병상의 역할 검토회'와 이 검토회의 역할을 이어받은 사회보장심의회 특별부회(社会保障審議会特別部会)의 검토 결과, 2017년 이후의 요양병상은 개호시설인 '개호의료원'으로 전환하게 되어 있기 때문이다. 2018년의 동시 개정으로 개호의료원의 개호수가액이 결정된 후, 2023년(경과 조치 기간 6년)까지 요양병상은 개호의료원 등으로 차츰 전환해 갈 것이다.

15만 병상의 감소라고 크게 떠들고는 있지만 가동하지 않는 병상과 개호의료원 등으로 전환이 예정되어 있기 때문에, 이 목표는 그리 어렵지 않게 달성할 수 있을 것이다.

요양병상을 둘러싼 세계의 흐름과 일본

지금부터는 요양병상의 문제에 대해서 살펴보자. 요양병상 문제는 일본 병원 병상의 역사 가운데 깊이 뿌리 박힌 문제 중 하나이다. 이 문제를 다른 선진국들의 상황과 비교하면서 일본의 현실을 돌아보도록 하자.

많은 선진국에서 제2차 세계대전 전 후, 경제 부흥에 따른 경기회복과 의료기술의 진보로 인해 병원의 병상이 급증하였다. 그리고 1965년경에는 일본도 유럽이나 미국과 같은 선진국들의 인구당 병상 수와 비슷한 수준에 이르렀다.

그러나 대부분의 선진국은 1970년대 석유 파동을 겪으면서 경제 후퇴기에 접어들었고, 병원 병상의 구조 개혁을 과감하게 단행하였다. 병원이라는 치료 장소와 생활 지원이나 개호서비스를 받는 장소를 명확하게 분리하고, 급성기 병상을 축소함과 동시에 지역별로 너싱홈이나 그룹홈을 만들어서 환자가 지역에서 머물 수 있도록 하였다. 그리고 급성기 병상은 한 병상당 직원 수를 늘리고, 평균 재원일수를 줄임으로써 운영의 효율화를 도모하였다.

그런데 일본은 이 흐름에 역행하였다. 1973년에 노인 의료비를 무료로 하면서 너싱홈과 같은 시설을 병원화하였고, 많은 고령 환자의 사회적 입원을 늘렸다.

사회적 입원의 급격한 증가로 의료법상 의사 및 간호사 배치 기준을 충족하지 못하는 노인 병원이 속출하기 시작했다. 게다가 이러한 인원 배치 기준을 충족하지 못한 노인 병원을 '특례허가 노인 병원'으로, 특례허가를 받지 못한 병원을 '특례허가 외 노인 병원'이라고 하여 의료법으로 추가 인정하기에 이르렀다. 또한 이러한 노인 병원은 행위별 수가제를 따르고 있었기 때문에 과잉 투약과 과잉 검사라는 사회 문제를 일으켰다. 이 문제를 바로잡기 위해 개호력 강화 병원 제도, 요양형 병상군, 요양병상으로 제도를 바꾸어 오게 된 것이다.

이렇게 과거를 돌이켜 보면, 특례허가 노인 병원이라는 오래 묵혀둔 문제가 오늘날 요양병상 문제라는 이름으로 다시 돌아오게 된 것이다. 이로 인해 일본 병원의 병상은 병상 기능이 의료와 개호로 분화되지 않았고, 국제적인 수준과 비교해 보면 과잉상태이며, 1병상당 직원 수는 상대적으로 부족하고, 평균재원일수는 길다는 상황이 계속되어 온 것이다. 예를 들어 미국은 인구가 3.8억 명에 이르지만, 병원 수는 6,000개밖에

되지 않는다. 이에 비해, 일본은 인구가 1.2억 명이지만 병원 수는 8,000개이다. 일본에는 미국의 3분의 1 정도의 인구가 살고 있지만, 미국의 1.3배에 달하는 병원이 북적대고 있는 것이다.

이번에 이루어지는 지역의료구상은 이러한 일본의 병원 병상 구조개혁의 일환이라고 할 수 있다. 늦게나마 요양병상(특히, 개호 요양병상)을 병원으로부터 분리해 개호의료원과 같은 개호시설로 전환하려 하고 있고, 이것이 지역의료구상에서의 15만 병상 삭감 대부분을 차지한다.

그리고 지역의료구상에서는 30만 명의 재택으로의 이행도 추진하게 될 것이다. 여기에서의 재택은 본인의 집만을 의미하는 것은 아니다. 개호 노인 복지 시설인 특별 양호 노인 홈, 개호 노인 보건 시설, 유료 노인 홈, 케어하우스, 서비스 포함 고령자용 주택 등 다양한 개호·의료 서비스를 받을 수 있는 거주형 시설을 충실히 정비해야만 한다.

특히, 일본에서 도입이 늦어진 것이 케어서비스 포함 주택의 정비 사업이다. 이미 덴마크와 같은 북유럽 선진국에서는 1990년대 말에 고령자의 주택 정책에서 특별 양호 노인 홈과 같은 개호시설로부터 케어서비스 포함 주택으로 전환하고 있었다. 다른 선진국도 이러한 주택 정책의 전환을 90년대에 실시하였고, 케어서비스 포함 주택의 정비를 하였다. 일본도 뒤늦게나마 2011년에 고령자 주거법을 개정하고 서비스 포함 고령자용 주택의 정비를 시작하였다.

이처럼 2025년을 향해 병원에서 개호시설로, 그리고 특별 양호 노인 홈 같은 개호시설에서 서비스 포함 주택으로 정책의 축이 이동해 가고 있다. '오로지 재택, 가끔 입원'이라는 말처럼 자택, 거주형 서비스, 개호시설을 조합하여 자신이 살아온 정든 지역에서 안심하게 살아갈 수 있도록 하는 지역포괄케어시스템 정책이 중요시되고 있다.

의료·간호 업계의 인력 부족

그러나 이러한 시설 정비에만 중점을 둔 정책만으로는 2025년의 고령자 인구를 감당하기는 힘들다. 이들을 지원할 수 있는 인력이 빠져서는 안 될 것이다. 그런데 문제는 청년 인구가 줄어들고 있다는 것이다. 2015~2025년 전체 인구는 455만 명 정도 줄어든다. 그중 65세 이상 인구가 290만 명 증가한 데 비해 생산연령인구는 558만 명이나 감소할 것이다.

2025년에는 개호 직원이 253만 명이나 필요하지만, 공급 인력은 최대 215만으로 예상되어서 약 38만 명의 개호 직원이 부족하게 될 것이다. 방문간호사는 현재 3만 명인데, 2025년에는 15만 명이 필요할 것으로 예상한다.

최근에 수행된 인구 조사에 따르면 노동력 인구는 앞선 조사보다 217만 명이 줄어든 6,152만 명이다. 이렇게까지 노동력 인구가 줄어든 일은 지금까지 없었다.

또, 산업 분야별 인구 구성도 극적인 변화가 일어나고 있다. 지금도 취업 인구가 가장 많은 제조업은 955만 명이지만, 2000년에 비교해서 244만 명이나 감소하였고 2번째로 취업 인구가 많은 도매업과 소매업도 239만 명이 줄어든 900만 명이다. 한편, 3번째로 취업 인구가 많은 의료·복지는 275만 명이 늘어난 702만 명으로, 전체 취업 인구의 11.9%를 차지한다. 10년 후인 2025년에는 의료·복지의 취업 인구가 전체 산업에서 1위가 될 것이다.

이렇듯 취업 인구의 산업별 구성비가 급격하게 변화하고 있지만, 그럼에도 불구하고 인력 부족이 예상되는 분야는 의료·간호·복지업계이다.

이러한 가운데 2016년에 '내각관방 마을·사람·일 창출 본부 사무국' 지방창생총괄관(地方創生総括官)에 취임한 카라사와 타케시(唐澤剛)는 도내의 한 강연에서 “앞으로 더욱 심각해질 인력 부족에 대응하기 위해서는 (1) 의료·개호 직원의 종합 능력 평가, (2) ICT, 이동지원 기기, 로봇의 활용, (3) 복수 자격 취득자의 평가가 필요하다”라고 제안하였다. 2025년을 향한 의료·개호·복지 업계의 ‘근로방법의 개혁’이 지역의료구상의 실현에 있어서 매우 중요한 과제라고 이야기하고 있다.

근로 방법의 개혁과 인력 대책이야 말로 앞으로 의료·개호·복지 정책의 중심 과제가 될 것으로 생각한다.

[참고문헌]

아사히 신문 디지털판 “입원병상 15만 병상 삭감 지역의료구상에서 25년까지” 2017년 4월 2일 http://www.asahi.com/articles/ASK4226JHK42UBQU001.html?iref=com_apitop

제2절

'제7차 의료계획'이 2018년부터 시작

2018년부터 시작되는 제7차 의료계획을 위해 '의료계획의 개정 등에 관한 검토회'(좌장: 엔도 히사오(遠藤久夫) 가쿠슈인(學習院) 대학 경제학부 교수. 이하, 개정 검토회)가 2016년 5월에 시작되었다. 지금부터는 이 개정 검토회의 검토 내용을 살펴보도록 한다.

이번 의료계획 개정에서는 2014년 6월에 성립된 의료개호종합확보법(医療介護総合確保法)에 의해 도입된 '지역의료구상'과 '지역포괄케어시스템'을 새로운 의료계획에 반영하는 것이 큰 과제이다.

의료계획 개정 검토회

의료계획이란 도도부현이 세우는 의료제공체제의 기본 계획으로 1985년의 의료법 개정으로 도입된 이후 지금까지 5년에 1번씩 총 여섯 차례의 개정을 해왔다.

개정 작업을 위해 '개정 검토회'가 후생노동성 의정국에서 열리게 되며 관계자들에 의한 검토가 이루어진다. 그리고 그 검토 결과를 토대로 후생노동성은 '의료계획의 책정에 관한 지침'을 후생노동성 장관 고시나 의정국장 통지(通知), 지도과장 통지의 형태로 의료계획 개정 전년(前年)에 각 도도부현 지사에게 보낸다.

지난 제6차 의료계획 개정 검토회는 2010년부터 2011년까지 실시되었고, 필자가 좌장을 맡았다. 당시의 주제는 의료권 즉 진료권의 수정, 질병·사업별 PDCA사이클[1]의 추진을 위한 지표 도입, 4질병(疾病) 항목에 정신질환을 추가하여 5질병 항목으로 구분한다는 내용 등이 있었다.

지난 개정 검토회와 이번 개정 검토회 사이에 일어난 환경적인 변화는 의료개호종합확보법이 2014년 6월에 제정되어 지역의료구상과 지역포괄케어시스템이 도입된 것이다. 그래서 2018년부터 시작되는 제7차 의료계획에서는 지역의료구상과 지역포괄케어시스템을 의료계획에 반영시키는 것이 중요 과제로 되었다.

구체적으로는 예전부터 의료계획에서 사용하고 있는 2차 의료권의 수정, 2차 의료권별 기준 병상 산정식과 지역의료구상에서의 필요 병상 수의 정합성, 지역포괄케어시스템과 관련된 개호보건사업계획과 의료계획 사이의 조정, 의료권, 5질병 5사업과 그 평가 지표 등이 과제로 검토되었다.

이러한 과제들을 검토하기 위해 개정 검토회 안에 '지역의료구상에 관한 실무반(워킹 그룹)'과 '재택의료 및 의료·개호 연계에 관한 실무반'이라는 두 개의 실무반이 설치되었다. 또한 이제까지의 의료계획은 5년을 주기로 개정되어 왔는데, 제7차 의료계획부터는 개호보험 사업계획의 3년 주기와 맞추기 위해 6년을 주기로 개정하게 된다. 이것도 이번 의료계

1) PDCACycle : Plan–Do–Check–Act로서 사업 활동에서 생산 및 품질 등을 관리하는 과학적 방법으로서 의료관리 분야에서도 사용되고 있다.

획 변경 사항 중의 하나이다.

지금부터는 '의료권 수정', '기준 병상 수 제도', '5질병과 의료계획과 지표 설정' 등의 개별 항목에 대해서 하나씩 살펴본다.

의료권 수정

2011년에 실시된 제6차 의료계획 개정 검토회에서는 '인구 20만 명 이하', '환자 유입률 20% 미만', '환자 유출률 20% 이상'이라는 기준을 만들어 수정 대상 의료권[2)](醫療圈)으로 지정하였다. 이 기준에 해당하는 의료권은 2011년에 87개의 의료권이 있었지만, 결국 실제로 의료권 수정이 시행된 곳은 3개 현의 18개 의료권뿐이었다. 같은 기준으로 2014년에는 78개의 의료권이 수정 대상 의료권에 해당하고, 2025년에는 수정 대상 의료권이 90개로 늘어날 전망이다. 계속적인 의료권의 인구 감소로 인해 수정 대상 의료권 수가 늘고 있다.

또한, 뇌졸중과 급성 심근경색 등의 응급 질환은 의료기관으로의 긴급 이송 시, 이동 시간도 의료권 설정에 있어서 중요하다. 한편, 응급 질환보다 접근성에 어느 정도 시간적 여유가 있는 암 등의 질환은 의료기관의 치료 실적을 고려한 의료권 설정이 필요하다. 그렇다면 새로운 의료계획 작성시에는 2025년을 염두에 둔 인구 특성 및 상태에 따라서 2차 의료권을 수정하는 것, 그리고 질병·사업마다 유연하게 의료권을 설정하는 것이 필요하다. 도쿄도가 지역의료구상을 수립할 때에 지금까지의 병상 정비를 위한 '병상 정비 구역'(2차 의료권)과 질병 사업마다 설정한 '사업

2) 의료권이라 함은 환자가 의료를 이용하는 지역을 구분하여 해당지역내 의료기관을 이용하게 하는 제도로서, 한국에서도 수차례 이에 대한 연구 검토가 있었으나 시행되고 있지는 않음. 영어로는 service area 또는 catchment area로 불리움.

추진 구역'을 나눈 것이 하나의 예이다.

기준 병상 재검토

다음으로 기준 병상 수 제도에 관한 논점을 살펴보도록 한다. 기준 병상 수 제도는 2차 의료권의 일반병상, 요양병상의 병상 규제를 하는데 있어서 전국 통일의 기본 산정식을 정하고 있다. 산정식은 다음과 같이 되어 있다(도표 1-3).

일반병상 : (성별·연령 계급별 인구×성별·연령 계급별 일반병상 퇴원율×평균 재원일수+유입 입원 환자 수−유출 입원 환자 수)÷병상 이용률

도표 1-3 현행 기준 병상 수(일반 · 요양) 산정식

2차 의료권별로 ①, ②, ③의 합산치를 기준 병상 수로 산정

① 일반병상

(성별 · 연령 계급별 인구) × (성별 · 연령 계급별 일반 병상 퇴원율) × (평균 재원일수) + (유입(流入) 입원 환자 수) − (유출(流出) 입원 환자 수)

÷ (병상 이용률)

② 요양병상

(성별 · 연령 계급별 인구) × (성별 · 연령 계급별 장기 요양 입원 · 입소수요율) − (개호 시설 대응 가능 수) + (유입(流入) 입원 환자 수) − (유출(流出) 입원 환자 수)

÷ (병상 이용률)

※ ①, ②의 산정식에 대해서는 2차 의료권별로 유출입 현황을 반영하여 병상 수를 산출하지만 그 도도부현 단위의 합계치는 유출입이 없다고 가정하여 집계한 도도부현 단위의 합계치를 넘을 수 없다.

③ 유출 초과 가산 도도부현에서 유출 초과분의 1/3을 한도로 가산

출처 : 제3회 의료계획의 재검토 등에 관한 검토회, 자료1, 2016년 7월 15일

요양병상 : (성별·연령 계급별 인구×성별·연령 계급별 장기 요양 입원·입소 수요율−개호 시설 대응 가능 수+유입 입원 환자 수−유출 입원 환자 수)÷병상 이용률

위의 식 가운데 '평균 재원일수'는 '최근 5년간 병원이 보고한 평균 재원일수에서 10%를 단축한다(연평균 2%)'라는 조건이 붙어 있다. 또한, '병상 이용률'은 '최근 병원이 보고한 연간 병상 이용률'로 설정되어 있다.

이 중에서 평균 재원일수의 지역 차이가 이번 개정 검토회에서 논점이 되었다. 예를 들면, 지역별 평균 재원일수 동향을 조사한 결과, 토호쿠(東北), 킨키(近畿), 큐슈(九州) 지역에서는 평균 재원일수가 예상과 같이 단축되지 않았지만, 예상보다 빠른 속도로 단축된 지역도 있다. 그래서 평균 재원일수는 지방별 연도별 변화를 고려한 일수를 설정하게 되었다.

이때 평균 재원일수가 전국 평균보다 낮은 경우, 해당 블록[3]의 최근 6년 단축률을 이용한다. 전국 평균보다 높은 경우에는 '전국치+α'와 해당 블록의 최근 단축률을 비교하여 높은 단축률을 이용한다. 'α'는 지역 차이를 보정하기 위해서 적용하는 값이고, 이번 개정에서는 α 값이 '+1'이 되었다. 그 이유는 최근 6년간 전국의 변화율이 약 11%, 가장 변화율이 높은 블록이 13%였기 때문에, 그 차이를 줄이기 위하여 그 중간인 12%로 하였고, α 값을 +1로 정하였다.

병상 이용률은 일반병상의 경우에 76%를 하한치로 설정하고, 요양병상의 경우에는 90%를 하한치로 설정하였다.

3) 블록 : 홋카이도(北海道), 토호쿠(東北), 칸토(関東), 호쿠리쿠(北陸), 토우카이(東海), 킨키(近畿), 츄고쿠(中国), 시코쿠(四国), 큐슈(九州)로 지역을 나눈 것

기준 병상 수와 지역의료구상의 병상 필요량과의 관계

다음으로 의료계획의 '기준 병상 수'와 지역의료구상의 '병상 필요량'과의 관계에 대해 검토를 하였다.

예를 들면 도쿄도, 오사카부 등 기존 병상 수가 이미 기준 병상 수보다 많은 도부현(都府県)은 원칙대로라면 병상을 늘릴 수 없는 지역이다. 그러나 지역의료구상에서 새로 정한 '병상 필요량'(2025년에 필요한 병상 수)이 도시의 고령화로 인해 기존 병상 수보다 훨씬 많다는 문제가 발생하고 있다.

이 문제에 대해서는 다음과 같은 대응 방안이 제시되었다.

- 고령화의 진전에 따른 의료 수요의 증가를 의료계획(6년 주기)의 중간 연도(3년째)에 평가하여, 의료계획을 수정한다.
- 의료 수요의 증가를 매년 평가하는 등 기준 병상 수를 확인한다.
- 의료법의 '기준 병상 수 산정 시의 특례 조치'(급격한 인구 증가, 특정 질병 이환자의 이상(異常)적인 증가 등이 있으면 기준 병상 수를 늘린다)로 대응한다.

도표 1-4는 위와 같은 사고방식을 정리한 것이다. 이렇게 지역의료구상에 맞추어 지역의료계획을 자세하게 수정하여, 양자 간의 정합성(整合性)[4]을 높이도록 노력하고 있다.

4) 정합성이라 함은 무모순성을 의미하는 논리학적인 용어임

도표 1-4 의료계획의 기준 병상 수 재검토

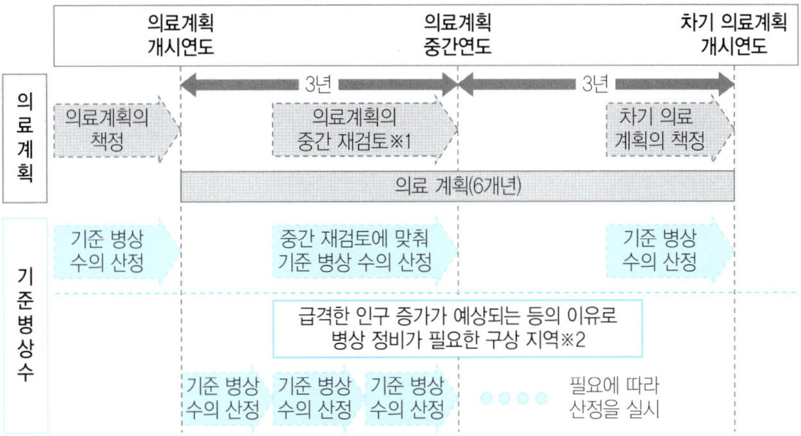

※1 의료법 제30조의 6

도도부현은 3년마다 제30조의 4제2항 제6호에서 언급하는 사항 및 다음의 각 호에서 언급하는 사항 가운데, 동호(同号)에서 언급하는 사항 그 외 후생노동성령으로 정한 사항에 관한 것(차항에서 「거택 등 의료 등 사항」이라고 한다)에 대하여 조사, 분석 및 평가를 실시하여 필요가 있다고 인정할 경우에는 해당 도도부현의 의료계획을 변경하는 것으로 한다.

一 제30조의 4 제2항 각 호(제6호를 제외한다)에서 언급하는 사항

二 의료계획에서 제30조의 4 제3항 각 호에서 언급하는 사항을 정하는 경우에 있어서는 해당 각 호에서 언급하는 사항

※2 기존 병상 수가 기준 병상 수를 초과(병상 과잉 지역)하고, 병상 필요량이 기준 병상 수를 초과하는 상황이라고 생각되는 구상 지역

출처 : 제3회 지역의료구상에 관한 WG, 2016년 9월 23일

5질병, 5사업 + 재택의료와 의료계획, 그리고 지표 설정

제6차 의료계획에는 5대질병(암, 뇌졸중, 급성심근경색, 당뇨병, 정신질환), 5대사업(응급 의료, 재해 의료, 벽지 의료, 주산기의료, 소아 의료)과 재택의료가 설정되어 있다. 제7차 의료계획은 제6차 의료계획의 기본적인 내용은 유지하면서, 다음과 같은 추가적인 대책이 검토되었다. 먼저 5질병에 대해서 살펴본다.

1) 암

암 치료의 평등화라는 관점에서 암진료 연계거점병원과 지역암 진료병원의 정비에 따라 거점병원이 없는 2차 의료권은 2014년 4월 108개 의료권에서 2016년 4월 75개 의료권으로 감소하였다. 한편, 최신 게놈 의료나 고도의 방사선 치료 기기(입자선치료기기) 등을 모든 거점병원에서 실시하는 것은 비현실적이기 때문에 거점시설의 연계 및 집약화를 고려하였다. 이를 위한 지표로써 '거점병원이 없는 2차 의료권에서의 지역암 진료병원의 정비 상황'을 추가하였다. 또한 암 대책의 구체적인 내용에 대한 검토는 '올바른 암 진료 제공 체제를 위한 검토회'가 담당토록 하였다.

2) 뇌졸중

현재의 '급성기 치료(이송 후 1시간 이내의 t-PA치료 또는 뇌혈관내 치료)' 등을 고려한 의료제공체제를 구축하면서 뇌졸중이 발생한 후에 요개호 상태[5]가 되는 환자를 줄이기 위한 시도로서 발병 초기의 재활 훈련, 회복기, 유지기의 재활 훈련이 끊이지 않고 잘 진행될 수 있도록 의료기관 간의 상호 연계를 도모한다. 지표로써 '뇌경색에 대한 뇌혈관 내 치료의 시행 건수' 등을 추가한다.

3) 급성심근경색

질병명을 '심근경색 등의 심혈관 질환'으로 수정한다. 회복기와 만성기를 포

---

5) 요개호 상태(要介護狀態)란 사람이 누워 있거나 또는 치매로 개호 즉 요양서비스가 필요한 상태를 의미한다. 이는 의사의 진단에 의하여 개호보험 적용 여부가 정해지게 된다.

함한 의료 체제를 정비하고, 의료기관뿐만 아니라 주치 약사 및 약국의 활용을 포함한 연계를 도모한다. 새로운 지표로는 '내원 90분 이내에 관동맥 재개통 달성률', '심장 재활 훈련 시행 건수'를 추가하는 것 외에 '만성 심부전 환자의 재입원율' 등 회복기, 만성기에 관한 지표도 추가할 예정이다.

4) 당뇨병

당뇨 발병 예방·중증화 예방에 중점을 둔 대책을 추진한다. 의료기관이나 약국, 보험자 등이 연계하여 건강검진 대상자(健診者)와 치료 중단자에게 진찰을 권장하는 체계를 구축한다. 의료 종사자가 지역사회내에서 건강증진사업이나 질병 예방에 참여할 수 있는 기회도 만들도록 한다. 새로운 지표로는 '당뇨병 투석 예방 지도 관리료의 산정 건수' 등을 추가한다.

5) 정신질환

정신장애에도 대응할 수 있는 지역포괄케어시스템을 구축하기 위하여 여러가지의 연계 지원 체제를 정비한다. 다양한 정신질환에 대응할 수 있도록 각 의료기관의 기능을 명확하게 하고, '도도부현 및 2차 의료권을 단위로 한 지표'를 추가한다. 정신질환에 대해서는 다음 장에서 더 자세하게 다루도록 한다.

또한 5질병의 추가 대상으로 locomotive syndrome(운동기능 저하 증후군)과 frailty(허약, 몸이 약해진 상태)가 거론되었다. 모든 대책이 다 중요하다는 점에 대해서는 위원들의 의견은 일치했지만 5질병에 다른 질병을 추가하는 것은 보류되었다. 단, 도도부현이 필요하다고 인정할 경우에는 그 대책을 포함할 수 있게 하였고, frailty 등의 대책은 '보건·의료·

개호(복지)의 종합적인 대책'으로 기재하였다.

다음으로 5사업과 재택의료에 대해서 살펴본다.

1) 응급 의료

구명구급센터[6]의 중증 단계 평가를 수정하고, 지역 연계라는 관점을 한층 더 강화할 방침이 제시되었다. '지역별 수용 곤란한 사례 건수와 비율'이 지표로 제시되었다.

2) 재해 의료

재해 거점병원을 포함한 의료기관의 사업계속 계획(BCP)의 책정이 아직 충분하지 않다는 점을 고려하여, BCP[7] 연수 체제나 재해 시의 의약품 공급 등에 관한 의료기관 간의 연계 방식에 대해서 제시되었다.

3) 벽지 의료[8]

벽지(僻地) 순회 진료 실적을 토대로 벽지 의료 거점병원의 요건수정이

---

6) 구명구급센터는 한국의 응급의료센터와 유사한 기능의 시설임. 한국은 권역응급의료센터 36개소, 지역응급의료센터 116개소, 지역응급의료기관 255개소가 있다.

7) BCP라 함은 재난 발생시 비즈니스의 연속성을 유지하기 위한 방법론임. 미국에서 911테러 사건 이후 급부상하고 있는 개념으로, 재난으로 인하여 정상적인 운용이 어려운 데이터 백업과 같은 단순 복구 뿐만 아니라 다양한 준비 조치를 하게 됨.

8) 벽지 의료 : 벽지는 사람이 가기 힘든 시골이나 섬 등을 통칭하는 말로서, 한국은 이 문제를 해결하기 위하여 일차보건의료 정책의 일환으로서 보건지소, 보건진료소가 설치되어 있다. 보건지소에는 군복무 대신 근무하는 공중보건의사가 진료 중이고, 보건진료소에는 간호사가 보건진료원으로서 법에서 정한 기본 진료 활동을 하고 있다.

제안되었다.

4) 주산기

'주산기의료체제 정비계획'을 의료계획안에 포함시켜 기간병원(基幹病院)[9]으로의 접근성과 의료 자원 상태를 고려하여 권역 설정을 한다. '소아 주산기 재해 연결(liaison)이 참여한 재해 실가동 훈련 실시 횟수'가 지표로 제안되었다.

5) 소아 의료

소아 중핵 병원, 지역 소아 의료센터가 없는 의료권에 소아지역지원병원(가칭)을 지정한다.

6) 재택 의료

구조(structure)에 대한 지표가 아닌 의료서비스의 실적을 토대로 한 지표에 충실하도록 한다.

의료계획과 진료수가는 지역의료를 추진하는 자동차의 양 바퀴와 같은 존재이다. 진료수가는 전국 일률적으로 정해져 있지만, 의료계획은 도도부현마다, 그리고 2차 의료권마다 별도로 작성된다. 이 두 가지가 조합되어 각 지역의 실정에 맞는 의료제공체제가 구축되기 때문에 위와 같

9) 기간(基幹)병원 : 종합병원 가운데 고도·광역·전문·재해시 등의 지역의료의 거점병원을 일컫는 말.

은 의료계획의 각 항목도 눈여겨 볼 필요가 있다.

[참고문헌]

후생노동성 의료계획 재검토 등에 관한 검토회
http://www.mhlw.go.jp/stf/shingi/other-isei.html?tid=127276

제3절

'정신과 의료계획'과 '지역포괄케어'

2018년은 의료계획을 재검토하고 수정하는 해이다. 의료계획은 앞에서 이야기한 것과 같이 도도부현이 작성하는 의료제공체제에 대한 기본계획이다. 원래 의료계획은 5년에 1번 재검토와 수정이 이루어져 왔으며, 현재 진행 중인 의료계획은 제6차 의료계획에 해당하며 이에 대한 재검토가 2018년에 실시된다.

2018년에 시작되는 제7차 의료계획의 재검토를 위해 정부는 2016년 후생노동성 의정국에 '의료계획의 수정 등에 관한 검토회(좌장: 엔도 히사오(遠藤久夫) 가쿠슈인대학 경제학부 교수)'를 발족하여 논의를 거듭해왔다. 이 검토회에서 논의된 내용을 토대로 정부는 '의료계획 개정 지침'을 작성하였고, 2017년도 말에 이를 각 도도부현으로 보내었다.

의료계획은 정부의 지침을 토대로 도도부현이 2차 의료권별 병상 정비계획과 질병 및 사업별 계획을 제시하도록 하였다. 질병은 암, 뇌졸중, 급성심근경색, 당뇨병, 정신질환, 사업은 응급 의료, 재해 의료, 벽지 의료, 주산기의료, 소아 의료(소아 응급 의료를 포함), 재택 의료 등이 해당한다.

이번에는 이와 같은 의료계획 중에서 정신질환에 관한 과제를 살펴본다.

정신병상의 현황과 개혁

일본의 정신병상 수는 33만 병상으로 인구당 정신병상 수가 세계에서 가장 많다. 전 세계 정신병상 수의 20%를 일본이 차지하고 있다고 하니 정신병상의 대국(大国)이라고 불릴 만하다. 재원일수는 300일로 다른 선진국의 평균이 20일 이하인 것에 비하면 엄청나게 길다.

이와 관련된 역사적 사실을 되돌아보면, 1960년대에는 지금과 반대로 다른 선진국의 인구당 정신병상 수가 일본보다 3~4배나 많았다. 그러나 선진국에서는 1970년대부터 1990년대에 걸쳐 정신병상 수가 빠르게 감소하였고, 환자를 병원에서 지역으로 보내는 데 힘을 쏟았다. 일본은 이러한 세계적 추세와 반대로 1960년경부터 정신병상을 늘렸다. 1964년 미국의 주일대사 Reischauer씨가 조현병 환자에게 찔린 사건을 계기로, 정신질환자 격리 수용 정책이 확대되면서 이와 같은 결과를 초래하였다.

이러한 상황에서 후생노동성이 아무런 조치도 취하지 않고 가만히 있었던 것만은 아니다. 우선 2002년 12월, 후생노동성의 사회보장심의회·장애자 부회 정신장애 분회는 '향후의 정신보건 의료 복지 시책에 관하여'에서 "향후 10년 동안에 수용 조건이 갖추어지면 퇴원 가능한 7.2만 명의 퇴원·사회 복귀를 목표로 한다"고 제언하였다. 이로써 2002년~2014년에 정신병상 1.8만 병상, 입원 환자 3.6만 명이 감소하였다.

다음으로 2004년 9월 후생노동성 정신 복지 대책 본부는 '정신보건 의료 복지의 개혁 비전'(이하, 개혁 비전)을 공표하였다. 개혁 비전에서는

'입원 의료 중심에서 지역 생활 중심으로'라는 기본 방안을 추진하기 위해 국민의 의식 변화나 뒤떨어진 정신보건의료 복지 체계의 재편과 기반 강화를 향후 10년에 걸쳐 추진할 것이라고 제언하였다. 그리고 2013년에 시작된 제6차 의료계획에 정신질환이 5번째 의료계획 대상 질환으로 추가되었고, 의료계획에서도 정신과 병상의 기능 분화와 연계에 대한 검토가 진행되었다.

정신질환에 대한 의료계획 재검토

의료계획 재검토를 위한 검토회에서는 2018년부터 시작되는 제7차 의료계획의 정신질환 의료제공체제에 대하여 ① 장기 입원 정신질환자의 지역 이행, ② 정신질환에 대응 가능한 지역포괄케어시스템의 구축, ③ 다양한 정신질환 등에 대한 대응이라는 세 가지 내용을 다루고 있다. 지금부터 이 부분을 살펴보도록 한다.

1) 장기 입원 정신질환자의 지역 이행

앞서 언급된 것과 같이 일본의 정신과 병상의 재원일수는 다른 선진국에 비해 굉장히 길다. 이 재원일수는 2008년 정신과 병상의 입원환자 동태(動態)를 통해 확인할 수 있다(도표 1-5).

2009년을 기준으로 정신과 병원의 연간 신규 입원 환자는 37.8만 명으로, 재원일수가 3개월 미만인 환자는 26만 명(70%), 1년 미만인 환자는 33만 명(88%)이다. 그러나 1년 이상 입원을 계속하는 환자가 4.5만 명(12%)이나 된다. 1년 이상 입원한 환자를 누적하면 20.7만 명이 되고, 이는 전체 정신병상 33만 병상의 63%에 해당한다. 이러한 장기 입원 환

도표 1-5 정신병상의 퇴원 곡선의 연차 추이

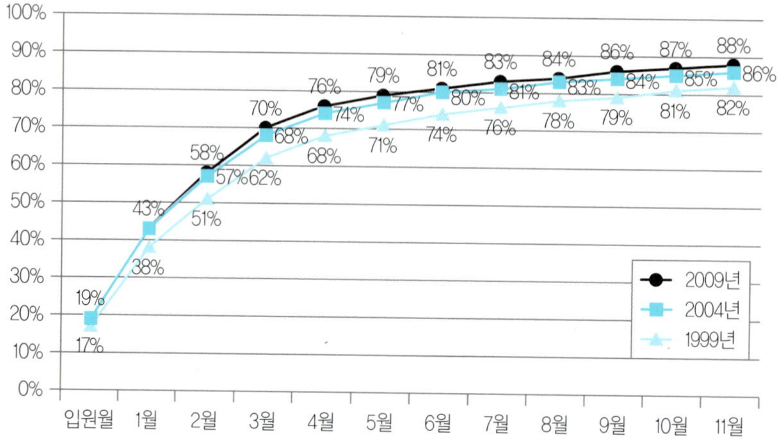

(정신 · 장애보건과 조사)

출처 : 정신과 의료의 기능 분화와 질의 향상 등에 관한 검토회(제1회), 2012년 3월 23일

자 중에는 20년 이상을 입원 중인 환자가 20% 가까이 된다.

1년 이상 입원하는 장기 입원 환자(치매를 제외)가 왜 발생하는 것일까? 그 이유는 이 중에 정신과 치료에 저항하는 이른바 '중증이면서 만성'인 환자군이 있기 때문이다. '중증이면서 만성'인 환자 발생 비율은 2015년 후생노동과학 연구(안자이 연구팀)의 연구 성과로 알 수 있게 되었다. 그 연구결과에 따르면 '중증이면서 만성'인 환자는 1년 이상의 장기 입원 환자의 60%를 차지한다. 이것을 거꾸로 이야기하면, 나머지 40%는 지역 이행(移行)이 가능한 환자라는 뜻이 된다.

이처럼 정신과 입원 환자의 환자 동태는 다음과 같이 요약할 수 있다. 입원 환자는 3개월 미만의 입원 환자(급성기), 3개월에서 1년 미만의 입원 환자(회복기), 1년 이상의 장기 입원 환자(만성기)로 나눌 수 있고, 장기 입원 환자는 '중증이면서 만성'인 환자와 지역 이행이 가능한 환자로

도표 1-6 정신병상의 입원 수요 및 지역 이행에 따른 기반 정비량의 목표치

급성기 : 3개월 미만의 입원 / 회복기 : 3~12개월 미만의 입원 / 만성기 : 12개월 이상의 입원

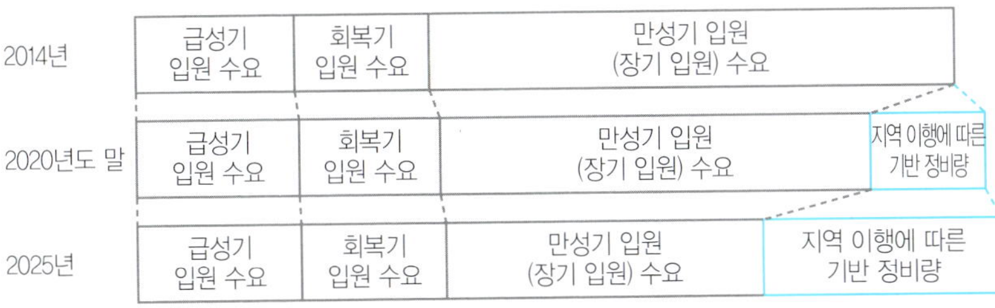

출처 : 정신병상의 기준 병상 수 산정식에 대하여(제7회 의료계획의 재검토 등에 관한 검토회, 2016년 11월 24일)

나눌 수 있다.

이러한 환자의 질병 스테이지별 퇴원율(잔존율)을 토대로 입원 수요(환자 수)를 추계하고 지역 이행에 수반되는 기반 정비량을 고려하여 정신병상의 기준 병상 수를 다음과 같은 식으로 산정한다(도표 1-6).

(2020년도 말의 입원 수요〈환자 수〉 + 유입 입원 환자 — 유출 입원 환자) ÷ 병상이용률

또한 정신병상에 관한 의료계획은 장애복지계획과의 정합성을 고려해서 작성한다. 제7차 의료계획은 2018년에 시작해서 6년간 이어지게 된다. 한편, 장애복지계획은 2018년부터 2020년까지 3년 동안의 계획이다. 그래서 우선은 2020년까지, 즉 제7차 의료계획의 중간년도까지의 목표를 설정하고, 거기에 지역의료구상의 목표 연도인 2025년을 향한 장기적인 목표도 함께 정하게 되었다.

그렇다면 지금까지의 장애복지계획에서 세운 목표치를 살펴보도록 하자.

장애복지계획은 제3기인 2012년부터 목표치를 설정하고, 제4기인

2015년에는 입원 후 1년 시점의 퇴원율을 2017년에 91% 이상, 2017년 6월 말 시점에서 1년 이상 입원하는 사람의 수를 2012년 6월 말과 비교해서 18% 이상 삭감한다는 목표치를 세우고 있다. 그리고 실시 상황을 보고 제5기 장애복지계획을 정하기로 한 것이다.

2) 정신장애에도 대응 가능한 지역포괄케어시스템의 구축

정신장애자가 지역 주민의 한 사람으로서 안심하고 자신의 생활 양식에 맞는 삶을 살아갈 수 있도록 의료, 장애 복지, 개호, 주거, 사회참여(취업)가 포괄적으로 확보된 지역포괄케어시스템의 구축을 실현하기로 하였다. 이러한 기반을 정비하기 위해 권역별 보건·의료·복지 관계자에 의한 '협의의 장'을 통해 정신과 의료기관, 일반 의료기관, 지역 원조 사업자, 시정촌 등과의 중층적인 연계에 의한 지원체제를 구축하였다.

또한 '권역'은 시정촌의 일상 생활권, 장애 보건 복지 권역(광역 시정촌권), 2차 의료권을 기본으로 한 정신 의료권으로서 도도부현내에 3층 구조로 되어 있다.

3) 다양한 정신질환 등에 대한 대응

2018년에 시작하는 제7차 의료계획에서는 다양한 정신질환 등에 대응할 수 있는 의료 연계 체제 구축을 위해 각각의 의료 기능을 명확화 하게 하였다.

다양한 정신질환이란 조현병, 치매(認知症), 아동·사춘기 정신질환(児童·思春期精神疾患), 정신과 응급, 신체 합병증, 자살 시도, 우울, PTSD,

의존증, 간질, 고차뇌기능 장애[1)](高次脳機能障害), 식이장애(摂食障害), 재해 의료, 의료 관찰을 뜻한다. 이러한 질환들에 대하여 도도부현 거점 기능, 지역 연계 거점 기능, 지역 정신과 의료 제공 기능이 계층화된다.

이러한 다양한 정신질환별 거점 기능에 관한 의료 기능의 요건은 도도부현마다 설치하는 협의의 장을 통해 지역 실정을 감안하여 개별적으로 설정하고 의료계획에 명시하기로 하였다.

일본의 정신병상 역사를 되돌아보고

여기에서는 2018년부터 시작되는 제7차 의료계획 가운데 정신질환의 의료계획에 대하여 소개하였다. 33만의 정신과 병상은 이제 큰 전환기를 맞이하였다. 2018년은 앞서 언급한 것처럼 제7차 의료계획이 시작되는 해이고, 3년에 한 번 실시되는 장애복지계획이 시작되는 해이기도 하다. 또한, 6년에 한 번 이루어지는 진료수가와 개호수가의 동시 개정이 있는 해이기도 하다. 이러한 일들이 행성 직렬처럼 일직선 위에 나란히 서게 되는 해가 2018년이다.

이번 기회를 놓치게 되면 큰 개혁은 일으킬 수 없다. 2018년이 정신병상 개혁의 큰 전환이 되는 한 해가 되었으면 하는 바람이다.

[참고문헌]

후생노동성 '의료계획의 재검토 등에 관한 검토회' 자료(의료계획의 5질환의 현황과 과제에 대해서) 2016년 10월 7일

---

1) 고차뇌기능(인지)이란 지각, 기억, 학습, 사고, 판단 등의 인지과정과 행위의 감정을 포함한 정신(심리) 기능을 뜻한다. 질병(뇌혈관장해, 뇌증, 뇌염 등)이나 사고(뇌 외상)에 의해 뇌가 손상을 입어 인지기능에 장애가 일어난 상태를 고차뇌기능 장애라고 한다.

제4절

지역의료계획과 개호보험 사업계획의 교차로

2018년도부터 새롭게 제7차 의료계획이 시작된다. 의료계획은 의료제공체제의 기본 계획으로 이제까지 각 도도부현이 5년마다 재검토를 해왔다. 그러나 2018년도의 새로운 의료계획에서는 이 개정 주기를 6년으로 연장하고 3년째의 중간 해에도 재검토를 하기로 하였다. 그 이유는 시정촌에서 작성하는 개호보험 사업계획이 3년 주기로 작성되기 때문에 이 작성주기에 맞추어 두 계획의 정합성을 취하면서 일체적으로 사업을 추진하기 위해서이다.

본 장에서는 지역의료계획과 개호보험 사업계획이라는 두 가지 계획이 서로 교차하는 교차로를 살펴보도록 하자.

의료계획과 개호보험 사업계획의 협의의 장

원래 의료계획은 도도부현이 수립해 왔고, 개호보험 사업계획은 시정촌[1]이 수립하고 있다. 그래서 양자 간의 정합성을 취한 일체적인 계획을 세우는 것은 보통 쉬운 일이 아니다. 이 문제를 해결하기 위해 2016년 10월에 개최된 의료개호종합확보 촉진회의(이하, 촉진회의)에서는 많은 위원들이 두 계획의 정합성을 취하기 위한 '협의의 장'과 '조정의 장'을 설치해야 한다는 의견을 제시하였다.

이 촉진회의는 2014년 6월에 성립한 의료개호종합확보법에 근거하여 '지역 의료 및 개호를 종합적으로 확보하기 위한 기본적인 방침(종합확보방침)'을 정하는 데 있어서 관계자의 의견을 반영하기 위해 마련된 것이다. 좌장은 다나카 시게루(田中滋) 게이오대학 명예 교수가 맡았고, 사무국은 후생노동성의 의료 개호 정책 연계 추진과(医療介護政策連携推進課)가 담당하였다.

촉진회의에서는 2018년에 시작될 제7차 의료계획과 제7기 개호보험사업(지원)계획의 기본 방침을 조정하고, 정합성이 있고 일체적인 계획을 만들기 위한 종합확보방침을 2016년 말까지 정리하기로 하였다.

도표 1-7은 이 종합확보방침의 일정을 나타낸 것이다. 종합확보방침은 두 계획의 근본적인 토대가 되며, 의료계획과 개호보험 사업(지원)계획 방침의 기본이 된다.

이 촉진회의에서 이노우에 유키코(井上由起子) 구성원(일본사회사업대학 전문직 대학원 교수)이 두 계획을 협의하는 장에 대해 '현(県)과 시정촌의 담당자로 구성된 기획단(TF)'을 일시적으로 설치하고, 집중적인 협의를 해야 한다고 강조하였다. 또 이마무라 사토시(今村聡) 구성원(일본의사회 부회장)과 오오니시 히데토(大西秀人) 구성원(카가와현 다카마쓰시 시장) 등은 협의의 장에 대하여 '현의 시정촌에 대한 지원'이 필요함을 강조하였다. 또, 코바야시 타케시(小林剛) 구성원(전국건강보험협회 이사

1) 시정촌(市町村)은 한국의 읍면동과 같은 기초자치단체 행정구역임.

도표 1-7 한층 더 강화된 의료와 개호의 연계를 촉진시키기 위해~향후 논의의 진행 방식~

ㅇ 앞으로 2020년도의 의료계획과 개호보험 사업(지원)계획을 위한 의료계획 기본 방침과 개호보험 사업계획 기본 방침이 책정된다.

ㅇ 종합 확보 방침에 관해서는 이러한 기본 방침(지침)의 기본이 되어야 하는 사항 등을 책정하기 위해
- 의료 개호 연계에서 요구되는 현장에서의 대책과 과제 등
- 의료 개호 연계에서 요구되는 계획의 진척 상황과 추진 방안 등

에 대해 논의를 거치며 논의된 내용을 정리하는 작업을 실시하고 연내에 이 작업을 마무리짓도록 한다.

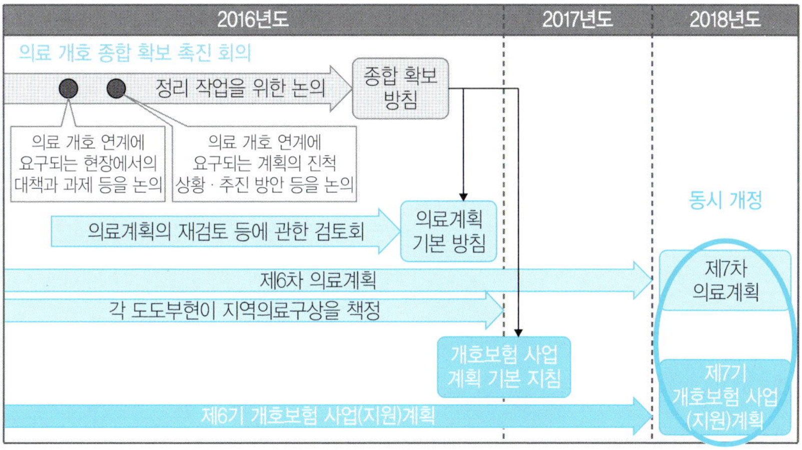

출처 : 종합 확보 방침의 개정을 향한 검토에 관하여

장)도 "도도부현에 (지원을 위한) 담당부국을 설치해야만 한다"고 이야기하였다.

이러한 의견을 토대로 촉진회의는 2016년 말에 의료개호종합확보법의 고시를 일부 개정하였다. 주요 요점은 ① 도도부현의 의료계획, 시정촌의 개호보험 사업계획의 작성에 있어서 '협의의 장'을 설치, ② 계획을 작성하는 구역의 정합성을 확보, ③ 기초 데이터, 서비스 필요량 등 추계 결과의 정합성 확보이다.

예를 들어 협의의 장에서 검토해야만 하는 사항은 도도부현에서 작성

하는 지역의료계획의 일환인 지역의료구상의 만성기·재택 부분과 개호보험 사업계획과의 정합성이다. 앞에서 이야기한 것처럼 지역의료구상에서는 요양병상에 입원하는 경증환자, 즉 의료구분 1 환자의 70%를 재택의료나 개호서비스로 대응하려고 한다. 이를 위해서는 특히 '재택의료' 등의 필요량에 대해 개호보험 사업계획과의 정합성을 확보한 계획 마련이 필요하다.

지역에서의 의료·개호 데이터의 통합

제7차 의료계획에 반영되는 지역의료구상은 2차 의료권 단위로 설치된 지역의료구상조정회의(地域医療構想調整会議)안에서 논의가 진행되고 있다. 그 논의의 기초 자료로는 광역 시정촌권인 2차 의료권 단위의 데이터가 제시되고 있다. 한편, 개호보험 사업계획은 시구정촌 단위로 작성된다. 따라서 근본적으로 작성하는 권역이 다르다. 또한, 지역의료구상의 데이터를 개호보험 사업계획에서는 시정촌 단위로 만들어야만 한다. 이런 가운데 '협의의 장'에서 어떤 데이터를 가지고 논의를 해야만하는지 당혹스럽기만하다.

필자도 동경23구 가운데 분쿄구(文京区), 가츠시카구(葛飾区), 네리마구(練馬区)의 재택의료 관련 협의회 좌장을 맡고 있다. 이러한 협의회는 의사회, 치과의사회, 약사회의 회장과 개호 관련의 사업단체, 방문간호사업자 단체의 구성원이 위원이 되고, 구(区)의 담당자가 사무국이 되어 운영된다. 이러한 회의에서도 화제가 되는 것은 지역의료구상과 개호보험 사업계획과의 관계이다. 구(区) 안에서도 각각의 담당 부서가 다르고, 또한 회의체도 서로 다르기 때문에 지역의료구상과 개호보험 사업계획의 관련, 특히 재택의료와 개호를 두 가지 계획과 관련지어 논의하기가 쉽지 않다. 그래서 이러한 협의회에서 필자는 늘 "시구정촌의 의료·개호 통합 데이터를 토대로 논의를 해야만 한다"고 주장하고 있다.

의료와 개호의 케어사이클

이러한 통합 데이터로 요양병상의 의료구분 1이나 방문진료, 노인 보건시설의 환자 수라는 기존 데이터가 있고, 이를 활용하여 앞에서 이야기한 재택 필요량을 추정하는 방법이 있다.

그러나 우리는 이런 방법보다 환자의 움직임을 고려한 추계 방법을 제안하고 있다. 구체적으로 구(区)나 시(市)의 국민건강보험과 개호보험이 보유하고 있는 진료수가 청구데이터베이스와 개호수가 청구데이터베이스, 요개호 인정 데이터베이스를 개인 차원으로 결합해서 환자의 움직임을 분석하는 방법이다. 이러한 분석을 하고 있는 하세가와 토시히코(長谷川俊彦)박사(前 일본의과대학 교수)는 진료수가와 개호수가를 연결한 데이터를 보면, 특히 후기 고령자에게 의료와 개호는 불가분의 관계이고, 고령자가 의료와 개호라는 서비스 사이를 순환적으로 회전하는, 즉 '케어사이클'을 형성하고 있다는 사실을 알 수 있다고 한다.

하세가와 토시히코 박사[2]는 남성은 사망할 때까지 3~5회 케어사이클을 여자는 5~7회의 케어사이클을 경험한다고 예를 들어 설명한다. 그리고 그 주기 횟수로부터 지역포괄케어에서의 의료·개호서비스양을 발생원 기준으로 추계할 수 있고, 또 동시에 어떤 케어사이클을 거친 사람이 어

2) 하세가와 토시히코 박사는 역자 대표(남은우) 교수와 공동연구를 수행하기도 한 보건정책 전문가로서, 의사이며, 미국 하바드대학교 보건학석사이며 의학박사인 의료관리전문가이다. 후생노동성 산하 국립보건의료과학원에서 정책부장으로 근무시 건강일본 21을 구상하기도 한 전문가이며, 저서인 병원경영전략은 남은우 교수에 의해 한국어로 번역되기도 하였다.

떤 결과를 얻게 되는지를 요개호 인정데이터베이스를 통해서 확인할 수 있다고 한다.

도표 1-8은 뇌졸중에 걸린 91세 여성이 사망할 때까지의 케어사이클을 나타낸 것이다. 도표를 보면, 이 여성이 병원 입원과 개호시설 입소를 반복하였다는 사실을 쉽게 알 수 있다. 그리고 도표 1-9를 같이 보면 요개호 수준이 단계적으로 낮아지고 있다는 사실을 쉽게 알 수 있다.

이와 같은 '케어사이클' 현상을 2025년의 인구 동태에 반영함으로써 2025년의 케어사이클량을 추계할 수 있고, 그것을 토대로 해당 구(区)나 시(市)에서 제공해야 하는 지역포괄케어시스템의 의료와 개호의 양을 짐작할 수 있다고 한다.

이러한 의료·개호의 통합 데이터베이스로써 국민건강보험(国保) 데이터베이스(KDB)가 이미 가동되고 있다. 앞으로 시구정촌의 지역포괄케어시스템 구축 지원에 있어서 KDB의 활용이 기대된다.

사망소표(死亡小票) 데이터베이스

이러한 의료·개호와 관련된 데이터 외에 우리가 지금 주목하고 있는 것이 사망 데이터베이스다. 사망소표인 사망진단서나 사체검안서에는 사망 장소와 미토리를 제공한 의료기관, 사인분류 등이 기재되어 있다. 현재 총 사망자 수를 사망 장소별로 보면 약 80%가 병원, 나머지 20%가 재택 또는 개호시설 등이다. 이 가운데 특히 재택에서의 사망데이터가 중요하다.

재택에서의 사망은 재택케어프로세스의 최종 결과물이라고 할 수 있다. 즉, 그 지역의 재택 사망데이터로부터 그 지역에서 필요로 하는 재택케어량을 추계할 수 있다. 이러한 사망 데이터베이스로부터 현재의 재택

도표 1-8 사망 전 60개월간의 의료 · 개호비 추이 91세 여성/개호 주병명 : 뇌졸중

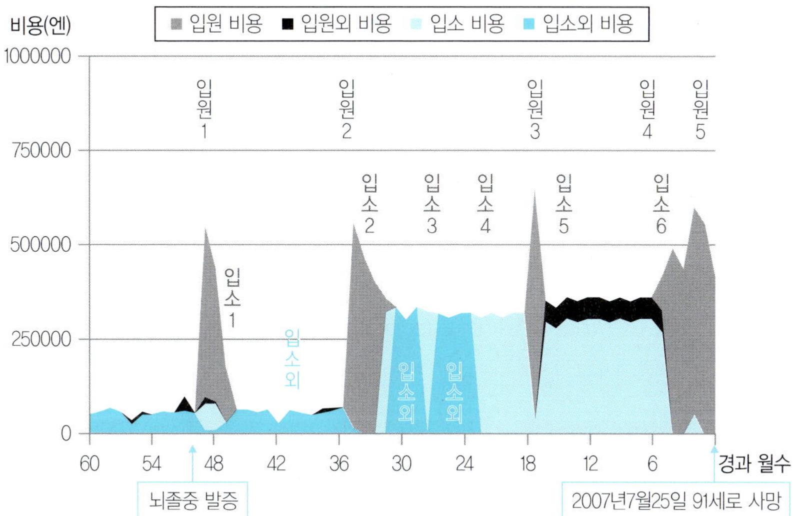

출처 : 전(前)일본의과대학 교수 하세가와 교수 자료 중

도표 1-9 사망 전 60개월간의 개호도 추이 91세 여성 / 개호 주병명 : 뇌졸중

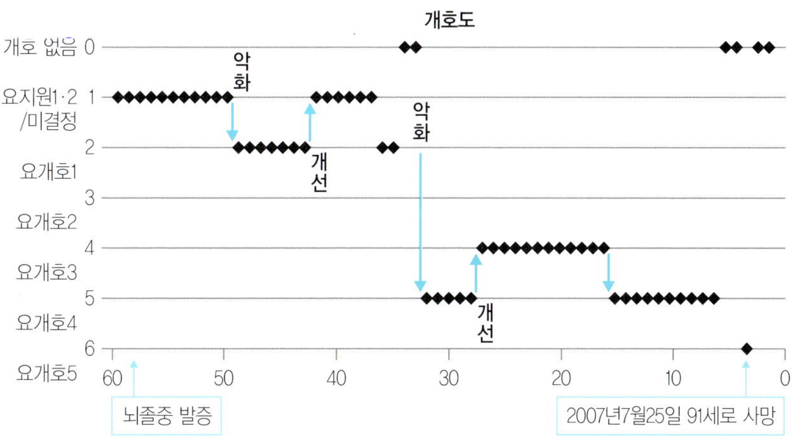

출처 : 전(前)일본의과대학 교수 하세가와 교수 자료 중

케어량을 계측(計測)하고 그것을 토대로 2025년 재택케어 필요량을 추계하는 것이 좋을 것으로 생각된다.

도쿄 어떤 구(区)의 사망소표 데이터를 봤더니 재택 사망자의 약 절반이 집에서 미토리[3] 서비스를 받았고, 나머지 절반은 고독사와 고립사였다는 것을 알게 되었다. 그리고 고독사나 고립사는 전기 고령자[4] 남성이 많았다. 혼자 사는 남성이 고독사, 고립사하기 쉽다는 사실을 알게 되었으니 앞으로 이러한 사람들을 커버할 수 있는 지역의 돌봄체제를 어떤 식으로 만들어갈지가 큰 과제이다. 또, 2025년의 재택 미토리량을 추계했더니 그 수가 배로 증가한다는 결과가 나왔다. 그리고 그 정량 데이터를 토대로 필요한 재택의료 서비스양의 정비 목표도 세울 수 있게 되었다.

하지만 이러한 사망소표의 데이터는 현재 대부분이 전자화되어 있지 않다. 그래서 사망소표의 전자화와 데이터베이스화가 앞으로의 큰 과제가 될 것이다.

그리고 또 한 가지 잊어서는 안 되는 것이 있다. 치매 유병률로부터 구한 시구정촌별 치매에 관한 2025년 추계데이터이다. 치매 유병률은 당뇨병 유병률과 같이 급상승하고 있다. 현재의 치매 유병률은 65세 이상 인구의 15%에 불과하지만 2025년에는 20.6%로 상승하고 그 수가 700만 명에 이를 것으로 예상한다. 즉, 65세 이상 인구는 5명 중에 1명이 치매에 걸리는 시대가 된다는 것이다. 또, 치매로 인한 행방불명자는 3년 연속 1만 명을 넘어서고 있다. 이런 가운데 치매 조기 발견과 조기 치료를 위한 대응책이 지역포괄케어의 주요 테마가 되고 있다. 이러한 치매 대책

---

3) 미토리 : 무익(無益)한 연명 치료를 하지 않고 자연스레 죽음을 맞이하는 고령자를 돌보는 간호 케어를 하는 것으로, 주로 의사와 간호사가 이 업무를 담당하게 된다. 한달 동안에 의사는 1회 방문하고, 간호사는 3회 방문을 기본으로 하고 있다.

4) 전기 고령자라 함은 65세에서 74세까지의 노인을 말함. 후기 고령자는 75세 이상 노인을 말함.

도 2025년이라는 가까운 미래의 정량 데이터를 가지고 논의할 필요가 있다.

무엇보다도 이러한 데이터 정비가 '협의의 장'에서 이루어져야 한다. 그리고 건강검진 데이터, 의료청구 데이터, 개호청구 데이터, 요개호 인정 데이터, 사망소표 데이터 등의 통합 데이터베이스가 빠른 시일 내에 구축되고, 활용 매뉴얼이 작성되어야 한다.

국민건강보험의 운영을 도도부현으로 이관

2018년도에는 그동안 시정촌이 보험자였던 국민건강보험(国保)이 도도부현으로 운영이 이관된다. 이로써 도도부현이 보험자로서 국민건강보험 재정 운영에 있어서 중심적인 역할을 하게 되었다. 이것은 정말 획기적인 개혁이다. 물론 시정촌 국민건강보험은 보험료율 결정, 보험료 징수, 보험급여 역할을 변함없이 한다. 단, 앞으로는 도도부현이 이러한 시정촌 국민건강보험의 재정운영 실태를 파악하고, 재정에 대한 책임을 진다. 이것이 뜻하는 바는 매우 크다.

의료와 개호의 제공 체제는 재정적인 뒷받침이 없으면 아무리 잘 세워진 계획도 슬로건에 그칠 뿐이고, 그림의 떡에 불과하다. 이러한 점에서 개호보험은 개호보험료 징수, 개호보험 사업계획의 수립과 시행을 시구정촌이 맡고 있다. 한편, 도도부현은 정부의 기본 지침에 따라서 개호보험 사업지원계획을 세우고 있다.

개호보험 사업지원계획은 개호서비스의 정비 계획이자 각 시정촌의 제1호 피보험자의 보험료 산정에 기초가 되는 계획이다. 즉, 보험자 스스로가 계획을 세우고 집행을 하는 체제가 개호보험에서는 갖추어져 있다. 앞으로 이러한 시스템을 진료수가에도 도입해야 한다.

최근, 국민건강보험이 도도부현으로 이관되고, 도도부현이 보험자의 일익을 담당하게 되는 것은 도도부현이 입안하는 의료계획에도 큰 영향을 주게 될 것이다. 그동안의 의료계획에서도 도도부현은 계획 추진에 보조금이나 재생자금 등의 배분으로 영향력을 행사해왔다. 다른 한편, 공립병원이나 공적 병원의 병상 인허가에 지사가 권한을 행사할 수도 있었다. 도도부현이 국민건강보험의 보험자로서 재정적인 책임을 지고 참여함으로써 의료계획의 실효성을 더욱 높일 수 있는 계기를 마련했다고 생각한다.

그리고 중장기적으로 보면, 케어사이클에서 명확히 나타난 것처럼, 75세 이상의 후기 고령자에 대해서는 의료와 개호를 통합적으로 운영해야만 하고, 보험제도도 건강보험과 개호보험을 통합적으로 취급해야 할 것이다. 이러한 관점에서 도도부현으로의 국민건강보험 운영 이관이 가지는 의의를 다시 한 번 생각해봐야 한다.

[참고문헌]

후생노동성 "의료개호종합확보 촉진회의" 자료(2016년 10월 31일)
http://www.mhlw.go.jp/stf/shingi2/

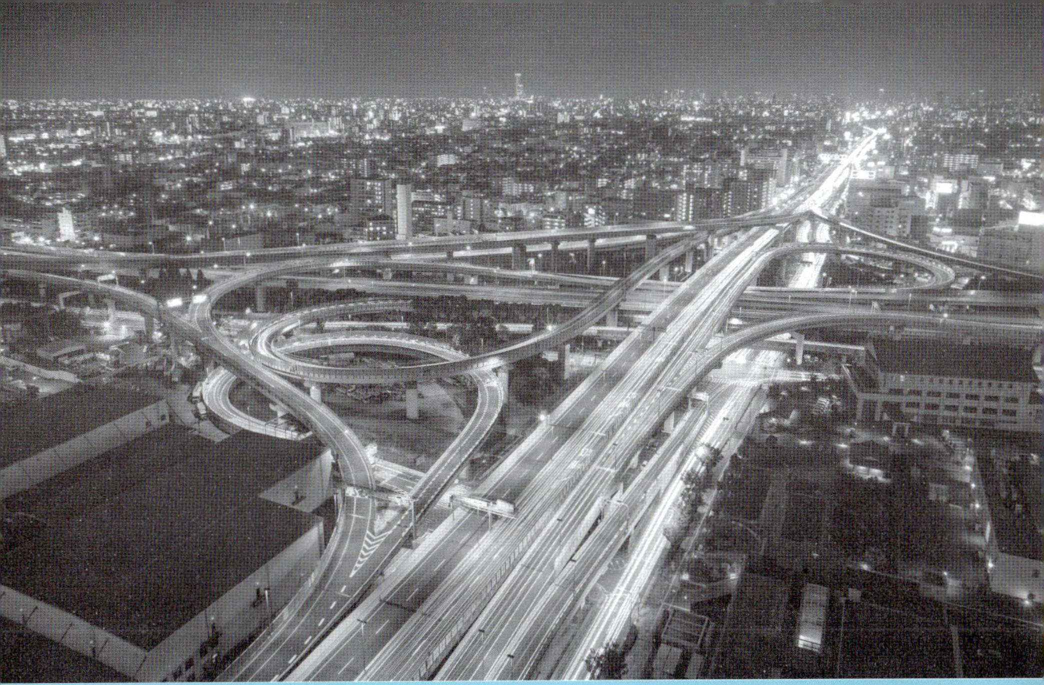

제2장

2018년 진료수가·개호수가 동시 개정의 행방

제1절

2018년 진료수가 개정의 과제는 무엇인가

2018년은 6년에 한 번 진료수가와 개호수가가 동시에 개정되는 해이다. 또, 도도부현이 5년에 한 번 수립하는 지역의료계획, 시정촌이 3년에 한 번 수립하는 개호보험 사업계획이 시작되는 해이기도 하다. 또, 의료비 적정화 계획, 차기 데이터 헬스(data health) 계획[1]이 시작되는 해이고, 지금은 그 준비 작업이 진행되고 있다.

이렇게 개정 주기가 서로 다른 여러 계획이 일직선상에 나란히 서게 되는 일은 30년에 한 번뿐이다. 이것이 2018년을 '행성 직렬의 해'라고 부르는 이유이다. 단카이 세대 700만 명이 75세 이상의 후기 고령자가 되는 2025년을 눈앞에 둔, 개혁의 전환점이되는 해라고 할 수 있다. 본 장에서는 2018년을 앞에 두고, 동시 개정을 둘러싼 현재 상황과 과제에 대

---

1) 데이터 헬스 계획 : 국가 성장전략으로서 의료 정보(청구 정보)와 건강 진단 결과의 정보와 같은 데이터를 분석한 결과를 토대로 PDCA사이클로 효율적이며 효과적인 보건 사업을 실시하는 정책으로 2015년도부터 모든 건강보험조합에 의무화되었다.

해서 살펴본다.

재원이 없는 개정

2018년 동시 개정을 앞두고 2017년 초부터 중의협과 개호급여비분과회에서 개정에 대한 논의가 시작되었다. 진료수가 개정률은 2017년 12월 18일에 내각으로부터 제시되었는데, 전체 1.19%가 감액 개정되는 것으로 결정되었다. 감액 개정이 된 이유는 재원이 없기 때문이다. 의료, 개호복지, 연금 등의 사회보장비 재원을 충당하기 위해 기대하고 있었던 소비세 인상이 현재 미뤄지고 있기 때문이다. 소비세 8%를 10%로 인상하는 것은 원래 2015년 10월에 이루어질 예정이었다. 이것이 아베노믹스에서 진전되지 않다가 결국 두 차례나 인상이 연기되었고, 최종적으로 2019년 10월로 미뤄진 상태다. 무려 4년이나 연기된 것이다. 소비세를 2% 인상함으로 대략 연간 4조 엔의 세수(税収)가 확보된다. 이것이 4년 뒤로 연기된 결과, 총 16조 엔의 재원이 사라진 것이다. 물론, 이렇게 확보되는 모든 세수가 의료, 개호, 연금이라는 사회보장비에 사용되는 것은 아니지만 2019년 10월까지는 이 재원을 충당할 수 없게 된 것이다.

이 문제를 해결하기 위해 아베 내각은 2015년 6월에 '정책 방침[2] 2015'를 발표하고, 계속 증가하는 의료, 개호복지, 연금으로 구성된 사회보장급여비의 자연 증가분을 2016년부터 2018년까지 총 3년간 1조 5,000억 엔정도(연평균 5,000억 엔)로 압축하기로 하였다. 그래서 2017년도 예산은 원래 자연 증가분이 6,400억 엔인데 1,400억 엔을 축소해 5,000억 엔 이내로 막았다. 이러한 재정 압축은 2018년도에도 계속될 것이다. 시

2) 정책 방침 : 호네부토노 호우신(骨太の方針)이라고 하여 2001년부터 자민당 정권 하에서 정부가 매년 발표하는 경제·재정에 관한 기본 방침의 통칭이다.

오자키(塩崎) 前후생노동성 장관은 2017년 7월 18일에 열린 경제재정자문회의를 통해 2018년도에도 계획대로 1,300억 엔을 압축해서 5,000억 엔이내로 억제할 방침을 나타냈다. 그 결과는 "약가 제도 개혁 등으로 제시할 것이다"라고 하였다.

그래서 2018년 동시 개정은 '소비세 인상 없는 개정', 5,000억 엔으로 '자연 증가분을 억제한 개정'이 될 것이다.

이에 더하여, 아베 총리가 2017년 10월 중의원 선거전에 내놓은 전세대형(全世帯型)의 사회보장, 즉 고령자뿐만 아니라 보육, 유아 교육을 포함하여 사회보장을 위한 추가 재원이 필요하다면 감액 개정은 불가피한 것이고, 본체 부분의 증액 개정 폭을 어느 정도로 올릴지가 쟁점 사안이 되었다. 결과적으로 자연증가분 1,300억 엔의 억제가 성공한 부분이 있어서 본체 부분은 0.55% 증액 개정을 할 수 있게 되었다.

행성 직렬 개정

앞서 언급한 것과 같이 2018년 개정은 단카이세대 700만 명이 후기고령자가 되는 2025년을 눈앞에 둔 '행성 직렬 개정'이다. 2018년에 일어날 일들을 열거해 보도록 하자.

2018년도는 동시 개정과 더불어 제7차 의료계획, 제7차 개호보험 사업계획, 제3기 의료비 적정화 계획 등이 일제히 시작되는 해이다. 각각 개정 주기가 다른 개정 항목이 행성 직렬처럼 일직선상에 나란히 서는 일은 30년에 한 번 일어난다. 그 해가 2018년이다(도표 2-1).

2018년을 놓치게 된다면, 단카이 세대가 후기 고령자가 되는 2025년 전에 대대적인 개혁 작업을 할 수 있는 해는 없다. 주요 개혁 작업은 다음과 같다.

도표 2-1 **2018년은 행성 직렬 개정의 해**

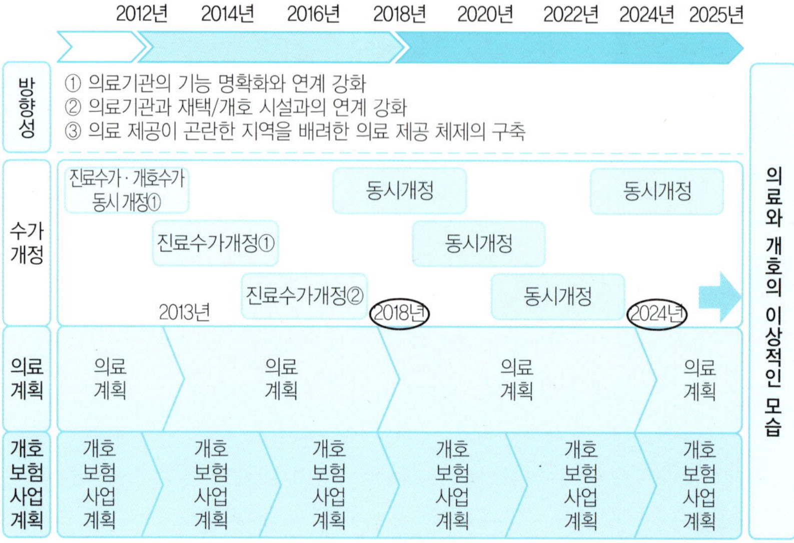

- 진료수가, 개호수가의 동시 개정으로 의료와 개호를 연계하는 것
- 진료수가로 지역의료구상의 추진을 지원하는 것
- 개호수가로 지역포괄케어시스템과 이를 지지하는 개호보험 사업계획의 추진을 지원하는 것

이러한 모든 개혁 작업이 행성 직렬을 눈앞에 두고 동시다발적으로 심의·검토되고 있다. 그래서 2017년 4월부터는 후생노동성 내의 심의회와 검토회가 전격 가동되고 있다. 필자가 속한 중의협의 전문 조직인 입원 의료 등의 조사평가 분과회(이하, 입원 의료 분과회)도 2017년 4월부터 월 2회씩 개최되고 있으며 여름 휴가도 없이 바쁜 하루 하루를 보내게 되었다.

이러한 수많은 과제 중에서 지금부터는 진료수가 개정의 입원 의료 개혁과 약가 제도 개혁에 대해서 살펴본다.

입원 의료 개혁

2016년 12월 14일 중의협에서는 2018년도 진료수가 개정을 위해 다음과 같은 기본인식(認識)이 확인되었다.

① 2025년을 향한 의료와 개호의 필요 증대에 따른 대응 체제를 구축하기 위해서는 2018년의 동시 개정이 매우 중요한 의미가 있다.
② 생산 연령 인구의 감소 경향을 고려하면, 의료와 개호의 제공체제 확보에 있어서 2025년 이후의 장래를 내다보는 대응이 필요하다.

위와 같은 기본 인식을 바탕으로 2016년 12월 14일과 21일 중의협에서는 입원 의료, DPC, 외래·재택의료, 개별 중점 과제, 의약품·의료기기 등이 검토 항목으로 거론되었다. 이 항목 가운데 입원 의료에 대해 살펴보도록 한다.

입원 의료에 대해서 중의협의 입원 의료 분과회(필자가 분과회장임)는 2016년도 진료수가 개정의 영향 조사를 토대로 과제 추출과 정리 작업을 하였다.

2016년 개정에서는 중증도, 의료·간호필요도(이하, 간호필요도)의 요건이 더욱 엄격해졌고, 이로 인해 7대 1 병상이 큰 영향을 받았다. 중의협[3)]

3) 중의협은 중앙사회보험의료협의회로서 후생노동장관의 자문기관이다. 수가개정과 관련하여 사회보장심의회에서 결정된 기본방침에 따라 개별 수가 항목에 관한 점수설정의 방향성과 산정 조건 등에 대한 논의를 하는 곳으로 중의협의 자문을 토대로 후생노동장관이 결정을 하게 된다. 그러나 실제 개별 수가 항목의 점수 설정은 사무국인 후생노동성 보험국 의료과가 실질적인 권한을 갖고 있다.

보고에 의하면, 7대 1 병상 수는 2016년 4월 시점에서 1540병원(36.6만 병상)이었다. 개정 1년 뒤인 2017년 4월에는 1.2만 병상이 감소하여 35.4만 병상이 되었다(도표 2-2).

2018년 동시 개정에서도 2016년도 개정과 마찬가지로 7대 1 입원기본료의 요건인 간호필요도의 재검토와 7대 1 병상의 삭감 방침이 계속될 것으로 전망된다. 입원 의료 분과회의 조사에서도 7대 1 병동의 평균 입

도표 2-2 일반병동 입원기본료 7대 1의 등록 병상 수의 추이

- ㅇ 7대 1 입원기본료 등록 병상 수는 2006년에 창설된 이후 증가
- ㅇ 2008년 이후, 7대 1 입원기본료의 급격한 증가 추세는 멈추었고, 2014년도 이후는 조금씩 감소 추세를 보이고 있다.

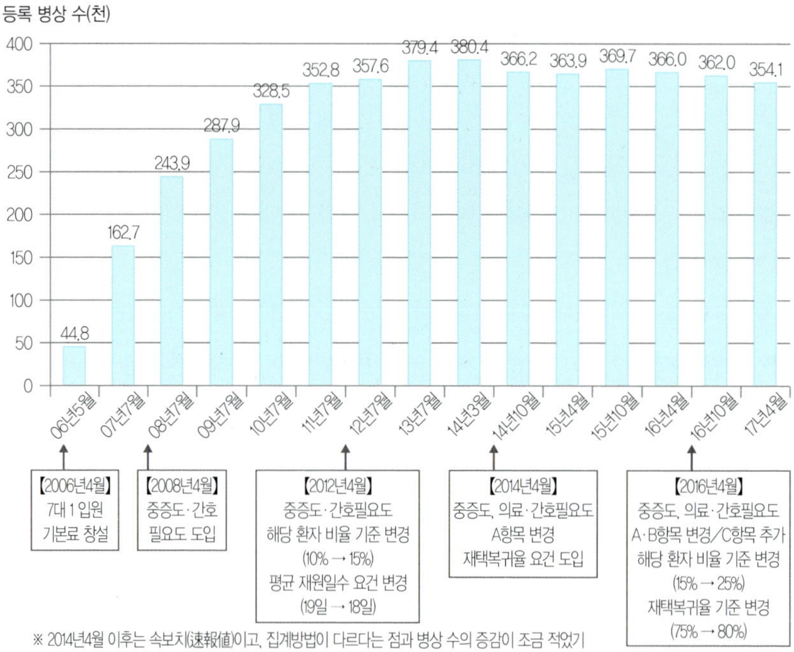

※ 2014년4월 이후는 속보치(速報値)이고, 집계방법이 다르다는 점과 병상 수의 증감이 조금 적었기 때문에 등록을 필요로 하지 않는 등 오차가 있을 수 있다는 점에 유의

출처 : 보험국 의료과 조사

출처 : 중앙 사회 보험 의료 협의회_진료수가 조사 전문조직_입원 의료 등의 조사·평가 분과회, 2017년 6월 21일

원 단가가 1일당 5.2만 엔임에 비교하여 지역포괄케어병동의 입원 단가는 2.5만 엔에 그쳐, 그 차이가 1일당 2.7만 엔이나 되었다. 만약 지역포괄케어병동으로의 전환이 전부 7대 1에서 일어났다고 가정해서 7대 1에서 감소된 병상 1.2만 병상에 그 차액을 곱하면, 대략 연간 1,200억 엔에 가까운 의료비가 절감된다.

또 2018년 개정에서는 간호필요도 그 자체를 개정하는 것도 검토 대상이 되었다. 예를 들면, 중증환자 비율을 평가하는 시스템을 바꾸거나, DPC데이터(EF통합파일)에서 간호필요도의 A, C 항목을 추출하는 것이 검토되었다. 이와 같은 검토에 따라 2018년 개정에서 새로운 평가 방법이 도입되었다.

약가제도 개혁

지금부터는 약가제도에 대한 개혁 내용을 살펴보도록 한다. 시오자키 前후생노동성 장관이 이야기한 것처럼 사회보장비 증가 억제를 위한 비장의 카드는 바로 '약가제도의 개혁'이다.

항암제 옵디보, C형 간염 치료제 하보니, 소발디 등의 고액 약제 문제가 이 개혁의 발단이 되었다. 현재 이러한 고액 약제는 병원 경영을 압박하기 시작하였다.

며칠 전 어느 현립[4] 중앙병원의 2015년 의업비용(医業費用)을 봤더니, 전년 대비 의약품비와 진료 재료비가 10억 엔 가까이 증가하였다. 구체적으로 보면, 의약품인 하보니 2.5억 엔, 소발디 1.4억 엔, 옵디보 1.1억 엔, 그리고 진료 재료비 3.2억 엔이다. 이러한 고액 의약품의 도입으로 의약

4) 현립이라 함은 일본의 행정 구역상 한국의 도에 해당하는 행정기관에서 설립한 것을 의미함. 따라서, 한국의 도립 의료원이 이에 해당함.

품 구매액이 모든 병원에서 증가하는 추세이다. 후발의약품의 도입 등으로 의약품비를 절감하는 노력을 하더라도, 이러한 고액 의약품 앞에서는 큰 도움이 되지 않는다.

중의협은 고액 의약품에 대한 대책으로 경제성 평가의 시범적인 도입을 검토하였다. 그러나 지금으로서는 그 도입이 너무 늦었다고 생각된다. 일본에서는 효과와 안전성을 인정받고 승인된 의약품은 아무 조건 없이 그대로 보험등재 품목이 되지만, 영국을 비롯한 다른 선진국에서는 비용대비 효과를 포함한 종합적 관점에서의 검토를 거쳐 보험용 의약품으로 등재 여부를 결정한다. 즉, 다른 나라에서는 모든 의약품이 보험 대상약이 된다는 보장이 없다.

이러한 상황 속에서 옵디보의 적용 확대에 따라 의약품비가 급등하면서 약가제도의 근본적인 개혁 방침이 2016년 12월 20일 정부로부터 공표되었다. 이는 경제재정자문회의 논의를 거쳐 시오자키 야스히사 후생노동성 장관(당시), 아소타로(麻生太郎) 재무장관, 이시하라 노부테루(石原伸晃) 경제재생 담당장관(당시), 스가 요시히데(菅義偉) 관방장관의 네 개 관계 부처의 각료가 협의한 뒤에 공표한 것이다. 약가제도 개혁의 기본 방침은 "전국민의료보험의 지속성과 기술혁신의 추진을 양립하면서 국민 부담을 줄이고, 의료의 질을 향상하고, 약가제도의 근본적인 개혁에 임하겠다"라는 것이다. 또한 논란의 중심에 있었던 옵디보에 대해서는 2016년 11월 16일, 긴급 약가 개정을 실시하여 약가를 50% 인하한다는 내용을 중의협이 승인하였다.

지금부터는 약가제도의 근본 개혁에 대해서 깊이 살펴보도록 하자. 약가근본개혁은 ① 연 4회의 약가 재검토, ② 1년 주기의 약가 개정, ③ 경제성 평가의 본격적인 도입이라는 3가지 항목으로 구성된다.

1) 연 4회의 약가 재검토

의약품의 보험 등재 후에 발생하는 상황 변화에 대응하고, 효능 추가 등에 따른 일정 규모 이상의 시장 확대에 신속히 대응할 수 있도록 신약 등재 기회를 최대한 활용하여 연 4회의 약가 재검토를 실시한다.

애초 옵디보는 시장 규모가 작은 흑생종(黒皮腫)에 대한 약으로서만 약가가 정해졌다. 그러나 그 후에 시장 규모가 훨씬 큰 비소세포폐암이 효능·효과에 추가되었다. 연 4회의 재검토는 흑색종 적용을 목적으로 높게 설정된 옵디보의 초기 약가가 적용 확대 후에도 장기간에 걸쳐 높은 약가 수준 그대로 방치된 사건을 계기로 취해진 조치이다.

2) 1년 주기의 약가 개정

약가는 그 동안 2년에 한 번, 개정 전년도에 시장실거래가를 조사한 뒤에 개정되었다. 이것을 앞으로는 매년 실시하고, 그 결과를 적시에 약가에 반영함으로써 국민의 부담을 경감시키려고 한다.

이러한 1년 주기의 약가 개정에 대해서는 각계가 모두 반대를 했으나, 결국은 도입을 강행하였다. 단, 매년 모든 의약품의 약가를 조사하는 것은 아니다. 모든 의약품의 약가 조사는 2년마다 이뤄지고, 그 중간 해에는 가격 괴리가 큰 품목에 대해서만 4대 의약품 유통업자를 대상으로 조사한다.

또한 '괴리가 큰 의약품'은 2015년 약가 조사의 평균 괴리율(乖離率)인 8.8%에 비교해서, 괴리율이 15% 이상에 해당하는 3,970개이다. 한편, 이런 품목에 해당하는 것의 대부분이 후발의약품이다. 1년 주기의 약가 개정에 의하여 대략 1,900억 엔의 의약품비가 절감될 것으로 예상한다.

3) 경제성 평가의 본격적인 도입 등

혁신적인 신약 창출의 촉진을 위해 신약창출·적응외약해소 등 촉진가산제도(新薬創出·適応外薬解消等促進加算制度)를 원점으로 돌아가 근본적으로 수정하고, 경제성 평가의 본격적인 도입 등으로 실제 유효한 의약품을 적절하게 분별하여, 그 혁신성을 평가하고 연구개발투자를 촉진하고자 한다.

이미 옵디보, 소발디, 하보니 등 기존 등재품에 대해서는 경제성 평가가 2018년부터 시범 도입되는 것이 결정되었다. 이 도입 결과를 지켜본 뒤에 경제성 평가를 본격적으로 도입할 것이다. 시행적인 도입에서는 기존 등재품이 평가 대상이 되지만 향후의 논의 결과에 따라 외국에서 하는 것처럼 신규 등재품에도 적용할 수 있다.

여러 논의를 거쳐 후생노동성은 2017년 11월, 다음과 같은 구체적인 방침을 내렸다.

(1) 선발의약품[5]의 대폭적인 가격 인하

특허 기간 만료 후에 후발의약품[6]이 등장하고, 그로부터 10년이 지나면 가격 인하 대상으로 한다. 이는 현재 약가제도로 선발의약품의 가격을 내릴 수 없어, 약가 증가의 한 요인이 된다는 지적을 배경으로 결정되었다.

---

5) 선발의약품은 오랜 연구개발기간을 거쳐 새로운 성분의 유효성·안전성이 확인된 후, 정부의 승인을 받아 발매된 의약품을 뜻한다. 선발의약품은 발매된 후에도 일정 기간(재심사기간) 동안 유효성·안전성에 대한 확인작업이 개발한 기업에게 의무화되어 있다.

6) 후발의약품은 재심사기간이 종료된 신약의 특허권 존속 기간이 만료하면 선발의약품(신약/신의약품)과 같은 유효성분의 의약품을 후발의약품(제네릭 의약품)으로 다른 제약기업이 제조·판매하는 것이 가능하다.

약가를 낮추는 방법은 두 가지가 있다. 하나는 후발의약품으로의 변경율이 80%를 넘을 경우, 10년이 지난 시점에서 후발의약품 가격의 2.5배까지 내린다. 그로부터 2년 뒤에는 2배까지, 4년 뒤에는 1.5배까지 내린다. 그리고 6년 뒤에는 후발의약품과 같은 수준으로 한다. 또는 변경률이 80% 미만인 약은 10년에 걸쳐 후발의약품의 1.5배까지 가격을 낮춘다.

(2) 신약창출가산의 대폭적인 재검토

신약창출가산은 선발의약품 제조업체의 혁신성을 평가하고, 특허 기간 중에는 그 약가를 유지해주는 제도이다. 신약창출가산 품목이 700개나 되고, 약가 유지를 위해 약 7,000억 엔 규모의 의료비가 투입되고 있기 때문에 재검토를 하기로 하였다.

구체적으로는 제약회사를 개발 실적에 따라 3가지로 분류하고, 가산액을 차등화할 것이다. 획기적인 신약의 개발 여부나 해외에서 약의 승인이 늦어지는 'drug lag'가 일어나고 있는지 등, 여러 항목을 통해 평가한다. 또 개별 의약품이 혁신성이 없다고 판단되면 가산 대상에서 제외할 것이다. 이로써 신약창출가산 대상이었던 700품목은 반으로 줄어들게 될 것이다.

[참고문헌]

무토 마사키 2018년 진료수가 개정을 향하여 : 입원 의료와 약값 제도 개혁 (사회 보장 독본 2017년판 : 의료·개호·연금·저출산의 현황과 미래) — (의료보험 이론 편), 주간 사회 보장 71(2936), p58-63, 2017년 8월 14일

제2절

7대 1 입원기본료와 지역포괄케어병동의 재검토

2018년 4월의 진료수가 개정을 위하여 입원 의료 분과회는 2017년 4월부터 월 두 차례씩 검토를 거듭하였고, 같은 해 11월에 검토 결과를 중의협에 보고하였다. 중의협 총회는 이를 토대로 2018년도 입원 의료 개정에 관한 논의를 본격적으로 시작하였다.

지난 2016년 진료수가 개정에서 7대 1 입원기본료와 지역포괄케어병동 입원기본료의 요건이 개정되었다. 개정의 영향력을 입원 의료 분과회가 조사한 바에 의하면 7대 1 병상은 개정 1년 후 약 36.6만 병상에서 35.4만 병상으로 1.2만 병상이 감소하였다. 한편, 지역포괄케어병동은 약 3.6만 병상에서 5.2만 병상으로 1.6만 병상이 증가하였다.

지금부터는 7대 1 입원기본료와 지역포괄케어병동에 대해서 살펴본다.

7대 1과 10대 1 입원기본료의 비교

7대 1 입원기본료는 환자 7명당 간호사 1명이 배치되며 간호사의 배치 인력이 가장 많은 병상이다. 7대 1 병상은 지역의료구상의 병상기능 분류 가운데 고도 급성기와 급성기에 해당하며 급성기 환자를 입원시키는 역할을 하고 있다.

이번 입원 의료 분과회에서 가장 뜨거운 논란이 된 부분이 급성기 환자의 상태를 평가하기 위한 척도인 간호필요도이다. 2016년도 개정에서는 간호필요도의 A항목(모니터링 및 처치 등)과 B항목(환자의 상태)의 두 항목만으로 구성된 평가에 대해 "이것이 정말 급성기 환자의 상태를 정확하게 반영하고 있는가?"라는 논의가 있었다. 그 결과, 평가 항목에 대한 수정이 이루어졌고, 기존의 ① A 항목과 B 항목으로 구성된 평가[1]에 ② A 항목만의 단독평가[2], ③ C 항목(수술 실시에 따른 의학적 상황) 평가[3]가 추가되었다.

그리고 이러한 ①②③항목으로 평가한 중증 환자 비율[4]의 기준치를 15%에서 25%로 높였다. 이 요건을 개정함으로써 7대 1 병상은 1.2만 병상 감소하였다.

입원 의료 분과회에서는 2016년도의 간호필요도 요건 개정에 대한 검증과 함께 새로운 관점에 대한 논의가 이루어졌다. 7대 1 병상과 10대 1 병상이라는 이분법적인 분류 방법에 대한 논의이다. 둘을 비교하면, 7대

---

1) ① A 항목과 B 항목으로 구성된 평가 : A항목 2점 이상 + B항목 3점 이상일 경우 기준 달성
2) ② A 항목만의 단독평가 : A항목 3점 이상일 경우 기준 달성
3) ③ C 항목 평가 : C항목 1점 이상일 경우 기준 달성.
4) 중증 환자 비율 : 계산 대상에 포함되는 연입원환자 수 가운데 간호필요도 기준을 달성한 연입원환자 수의 비율

1병상에서는 75세 미만 환자의 비율이 53.0%지만, 10대 1은 39.1%로 환자 연령은 7대 1 병상 쪽에 젊은 환자가 많다.

한편, 질환별로 보면 7대 1병상은 암 환자가 많고, 10대 1 병상은 폐렴과 골절 및 외상 환자가 많다. 간호사의 배치 상황을 보면 7대 1, 10대 1 모두 간호사 수는 규정된 기준보다 더 많이 배치되어 있었고, 10대 1의 인력 배치는 거의 7대 1의 기준 수에 가까웠다.

또한, 간호필요도와 평균 재원일수의 산포도를 보면 7대 1 쪽이 간호필요도 해당 환자 비율이 10대 1보다 높은 경향이 있었고 둘의 분포가 겹치는 범위도 넓었다(도표 2-3).

다음으로 간호필요도의 환자 해당 비율과 7대 1, 10대 1별 의료기관의 분포에 대해 살펴보도록 하자.

우선은 7대 1, 10대 1의 간호필요도 요건의 차이를 알아보자. 양자는

도표 2-3 **평균 재원일수와 중증도, 의료 · 간호필요도 해당 환자 비율의 관계**

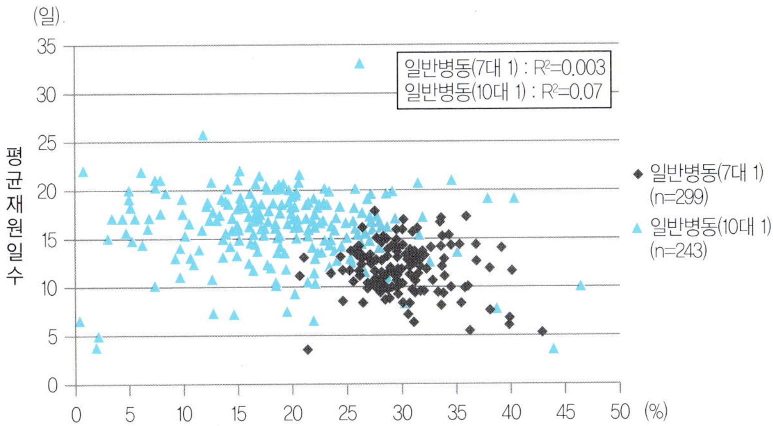

출처 : 2016년도 입원 의료 등의 조사(시설표), 중앙 사회 보험 의료 협의회_진료수가 조사 전문조직_입원 의료 등의 조사 · 평가 분과회, 2017년 8월 24일

같은 평가 항목을 사용하고는 있지만, 그 사용 용도가 다르다. 7대 1에서는 간호필요도로 평가된 중증 환자 비율 25%가 기준치(cut off)가 되고, 그 이하이면 7대 1 입원기본료의 요건을 충족할 수 없다. 반면, 10대 1에서 간호필요도는 가산점으로 사용되고 있으며, 그 가산점은 간호필요도의 해당 환자 비율에 따라 3단계로 나누어져 있다. 예를 들어 10대 1에서는 중증 환자 비율이 24% 이상이면 간호필요도 가산 1(55점), 18% 이상이면 가산 2(45점), 12% 이상이면 가산 3(25점)으로 나뉘어 평가된다. 이로써 7대 1에서는 25% 기준치에 많은 의료기관이 집중적으로 분포되

도표 2-4 7대 1의 중증도, 의료 · 간호필요도 해당 환자 비율별 시설 분포

○ 일반병동(7대 1)의 중증도, 의료 · 간호필요도 해당 환자 비율별 의료기관의 분포를 보면 해당 환자 비율이 25%~30%인 의료기관이 전체의 약 70%를 차지하고, 해당 환자 비율이 30%를 넘는 의료기관도 전체의 약 30% 정도 존재한다.

〈중증도, 의료 · 간호필요도 해당 환자 비율별 분포〉

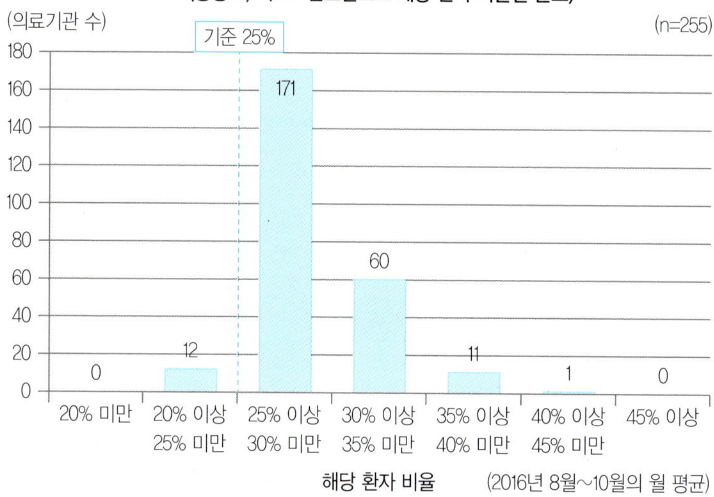

출처 : 2016년도 입원 의료 등의 조사(시설표), 중앙 사회 보험 의료 협의회_진료수가 조사 전문조직_입원 의료 등의 조사 · 평가 분과회, 2017년 6월 7일

어 있고(도표 2-4), 10대 1은 가산이라서 그런지 해당 환자 비율별 시설은 15~20%를 중심으로 거의 정규 분포의 형태를 나타내고 있다(도표 2-5).

이러한 조사 결과를 가지고 입원 의료 분과회에서는 다음과 같은 의견이 나오게 되었다.

"7대 1과 10대 1의 진료수가 점수 차이를 생각해보면 병원은 그냥 7대 1을 계속 유지하려고 할 것이다."(칸노 마사히로(神野正博) 위원, 사회의료법인재단 토우센카이의 이사장)

"7대 1에서는 기준치로 사용되기 때문에 25%를 간신히 유지하는 병원이

도표 2-5 10대 1의 중증도, 의료 · 간호필요도 해당 환자 비율별 시설 분포

○ 일반병동(10대 1)의 중증도, 의료 · 간호필요도 해당 환자 비율별 의료기관의 분포를 보면 해당 환자 비율이 15%~20%인 의료기관이 가장 많고, 해당 환자 비율이 25%를 넘는 의료기관도 어느 정도 존재한다.

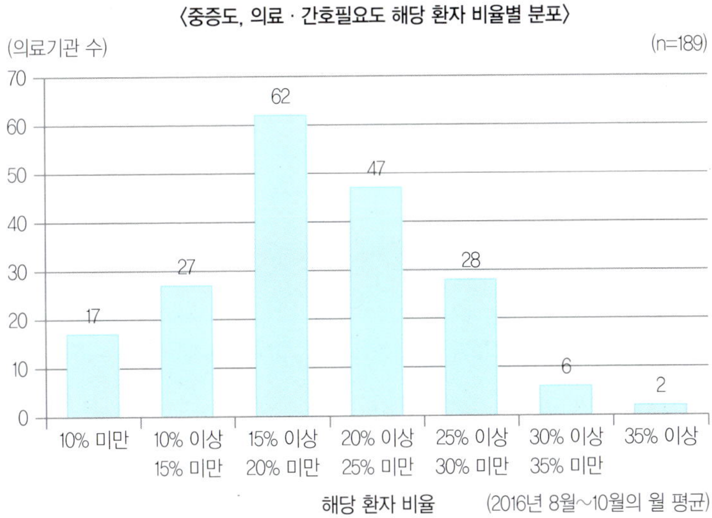

출처 : 2016년도 입원 의료 등의 조사(시설표), 중앙 사회 보험 의료 협의회_진료수가 조사전문조직_입원 의료 등의 조사 · 평가 분과회, 2017년 8월 24일

압도적으로 많지만, 10대 1에서는 정규 분포에 가깝다."(오가타 히로야(尾形裕也) 위원, 도쿄대학 정책비전연구센터 특임교수)

"(7대 1에서도) 10대 1과 같은 단계적 평가를 도입하는 건 어떤가."(혼다 노부유키(本多伸行) 위원, 건강보험조합연합회 이사)

도표 2-4와 도표 2-5를 보면, 확실히 7대 1에서도 30% 이상이나 35% 이상인 병원이 있으나, 10대 1에서도 25% 이상이나 30% 이상인 병원도 있다.

중의협 총회에서는 이러한 7대 1과 10대 1의 비교 결과를 토대로 올바른 평가 방법에 대한 논의를 진행해갔다.

※ 2018년 2월 10일 중의협·자문 답신[5](答申)에 의해 일반병동 입원기본료(7대 1~15대 1)에 대해서는 '급성기 입원기본료'와 '지역 입원기본료'로 재편·통합되었다. 그 중에서도 '급성기 입원기본료'에 대해서는 개정 전의 7대 1과 10대 1의 중간적인 평가를 설정한 뒤, 간호필요도에 따른 7개의 평가 단계로 설정하게 되었다. 또한 '급성기 일반 입원료 1'의 간호필요도는 평가 항목 수정 후 30%(현행 26.6%)로 하게 되었다.

중증도, 의료·간호필요도

또한, 입원 의료 분과회에서는 간호필요도의 개정이 의료기관에 미친 영향에 대해서도 조사하였다. 조사 결과, 2016년도 개정으로 기존의 A 항목과 B 항목에 새로 추가된 C 항목 등 새로운 평가 항목이 추가되었기 때문에, 신규 항목에 대한 현장 연수나 신규 항목에 대한 입력 작업

5) 답신 : 후생노동장관의 자문에 대하여 중의협이 의견을 올리는 것.

도표 2-6 중증도, 의료 · 간호필요도의 변경에 따른 영향

ㅇ 중증도, 의료 · 간호필요도의 평가에 관한 2016년도 진료수가 개정 영향을 조사 결과, 「신규 항목의 추가에 따른 입력작업이 늘어 부담이 되었다」라는 답변이 7대 1 병동, 10대 1 병동에서 많았다.

〈중증도, 의료 · 간호필요도의 변경에 따른 영향〉

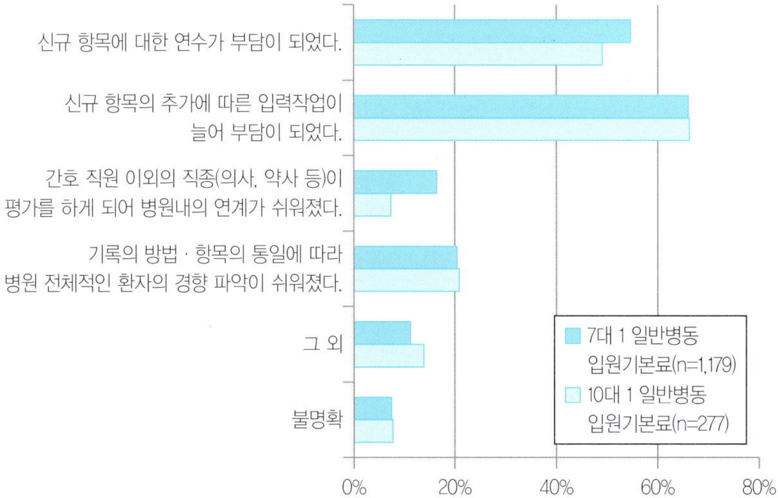

출처 : 2016년도 입원 의료 등의 조사(병원표), 중앙 사회 보험 의료 협의회_진료수가 조사 전문조직_입원 의료 등의 조사 · 평가 분과회, 2017년 8월 24일

이 현장 직원들에게 부담이 된다는 사실을 알게 되었다(도표 2-6). 이 부담을 경감시키기 위해 DPC데이터[6] 중에서 진료수가 항목과 관련이 높은 항목을 간호필요도의 평가 항목으로 대체하는 방안을 검토하게 되었다.

그렇지만 여기에서 염두에 두어야 할 부분은 간호필요도는 급성기 특유의 일(日)별 환자 상태의 변동을 측정하고 이를 바탕으로 적절한 병동

6) DPC 데이터 : DPC데이터란 「후생노동장관이 지정하는 병원의 병동에서 요양에 필요한 비용의 산정방법」 제5항제3호의 규정을 토대로 후생노동성이 수집 · 관리하는 정보를 말한다. 양식1(간이진료록정보), 양식3(시설정보), 양식4(의과보험진료 이외의 진료정보), EF 통합파일(의과점수표에 따른 행위별 수가 정보), D파일(포괄 진료비 청구 정보), 외래EF 통합파일(외래진료환자의 의과점수표에 따른 행위별 수가 정보)로 구성되어 있다.

관리를 하기 위한 지표라는 것이다. 그렇기 때문에 청구 데이터인 DPC 데이터와는 원래부터 개념 자체가 다르다. 그래서 간호필요도의 A 항목과 C 항목이 DPC의 EF통합 파일을 이용해서 대체될 수 있을지에 대한 분석을 먼저 하게 되었다. 분석은 간호필요도와 진료수가 항목과의 관련의 강도를 파이 계수(0.7 이상이면 관련이 깊다고 해석)를 이용하여 선정하고, 그 항목을 조합한 마스터를 이용하여 분석을 하였다. 그리고 그 해당 환자 비율의 분포를 비교하거나 기준치와의 상관을 확인하는 등의 검토를 입원 의료 분과회에서 실시하였다.

도표 2-7은 이러한 분석 방법의 개념도를 나타낸 것으로 급성기 환자의 상태를 동그란 공으로 표현하였고 기존 방식의 간호필요도라는 서치 라이트를 비추어 생긴 그림자와 기존 방식과 관련이 깊은 DPC의 EF통합 파일이라는 서치 라이트를 비추어 생긴 그림자의 분포를 나타낸 것이다. 두 개는 원래 별개의 개념이기 때문에 그 그림자가 완전히 일치하지 않는다. 그렇지만 개념이 서로 다른 내용을 조합함으로써 지금까지 보이지 않았던 급성기 환자의 실상을 명확하게 밝힐 수는 있을 것이다.

현행의 간호필요도는 환자 상태에 따른 간호사 배치라는 '기초적 요소'를 평가하는 데 적합하다. 한편, EF통합 파일은 진료 실적을 토대로 하므로 환자의 '변동적 요소'를 평가할 수 있다. 또 EF통합 파일은 4,000개의 항목으로 구성되어 있고 진료수가 개정마다 신규 항목이 추가·갱신되기 때문에 그 때 그 때의 의료기술 진보에 맞추어 실시간으로 환자의 진료 실적을 반영할 수 있다.

이러한 관점에서 미래의 입원 의료의 필요한 변화에 대응이 가능한 병동으로서 탄력적이면서도 유연하게 병동의 선택과 변경을 할 수 있도록 '기본 부분'과 '변동 부분'으로 나누어 단계적인 평가로 조합시키는 방법이 후생노동성 보험국 의료과로부터 제안되었다(도표 2-8).

도표 2-7 급성기의 입원 의료에서 의료 · 간호의 필요성이 높은 중증 환자를 파악하는 수법의 분석에 관한 개념도

○ 이번 분석의 목적은 의료 · 개호의 필요성이 높은 중증 환자를 대상으로 ① 일반병동에 입원할 필요가 있고, ② 진료 수가상으로도 고려해야만 하는 「급성기 입원 환자」를 파악할 평가수법으로서의 합리성 등을 확인하고 수법의 특성에 맞게 정리하는 것이다.

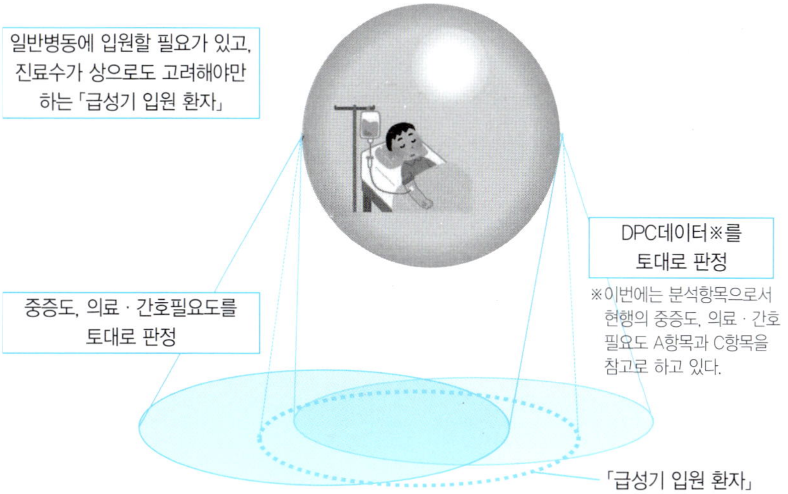

출처 : 중앙 사회 보험 의료 협의회, 2017년 11월 24일

또한 기존의 간호필요도에 추가하여 DPC의 EF통합 파일에 의한 간호필요도 평가 방법의 시험적인 도입이 제안되었다. 2018년도 개정에서 EF통합 파일에 의한 평가를 도입하고, 그 데이터를 모은 뒤에 다음 개정인 2020년도에 보다 정밀하게 급성기 환자의 상태를 평가하는 방법을 확립해 가게 될 것이다.

※ 2018년도 개정으로 의료기관은 간호필요도 측정에 대해 기존 방식과 EF통합 파일 방식 중에 하나를 선택하게 되었다.

도표 2-8 일반병동 입원기본료(7대 1, 10대 1)의 평가체계(안)

- 장래의 입원 의료 니즈의 변화에 대응하는 병동으로 탄력적이며 원활한 선택과 변경을 추진하기 위해 7대 1 일반병동과 10대 1 일반병동이라는 현재의 평가체계를 참고하면서 급성기의 입원 의료 평가체계에 대해 기본 부분과 실적에 따른 단계적인 평가 부분을 조합시킨 새로운 평가 체계를 도입하는 것은 어떤가. 그리고 실적에 따른 평가의 가장 높은 부분에는 현재와 동일한 7대 1 일반병동과의 정합성을 배려하여 7대 1 간호직원의 배치 기준을 그대로 적용하는 것은 어떤가.
- 또한 현재의 7대 1 일반병동과 10대 1 일반병동 사이에 중간 수준의 평가를 새로 만드는 건 어떤가.

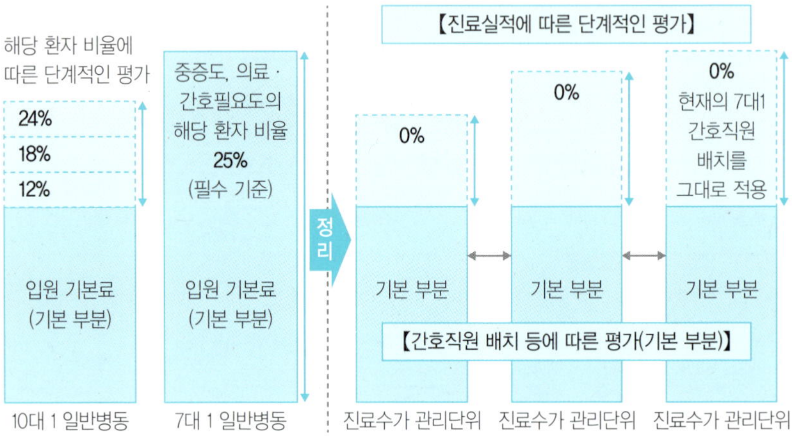

출처 : 중앙 사회 보험 의료 협의회, 2017년 11월 24일

지역포괄케어 병동

다음은 지역포괄케어 병동에 대해서 살펴보도록 하자. 지역포괄케어 병동은 2014년 개정으로 ① 급성기 병상으로부터 환자를 받는 기능, ② 재택 등에 있는 환자의 긴급 입원 기능, ③ 재택으로의 복귀를 지원하는 기능이라는 세 가지 기능을 가진 병동으로 새롭게 도입되었다. 그리고 2016년도 개정에서는 이제까지 포괄 범위에 들어갔던 수술과 전신 마취가 행위별 수가로 산정되게 되었다.

지역포괄케어 병동은 2016년 10월 시점에 5.2만 병상으로 증가하였다(도표 2-9). 2016년도 개정 전후의 동향을 보면 지역포괄케어 병동 입원

도표 2-9 지역포괄케어 병동 입원료 등의 등록 병상 수의 추이

ㅇ 지역포괄케어 병동 입원 기본료 등의 등록 병상 수는 증가 경향에 있다.

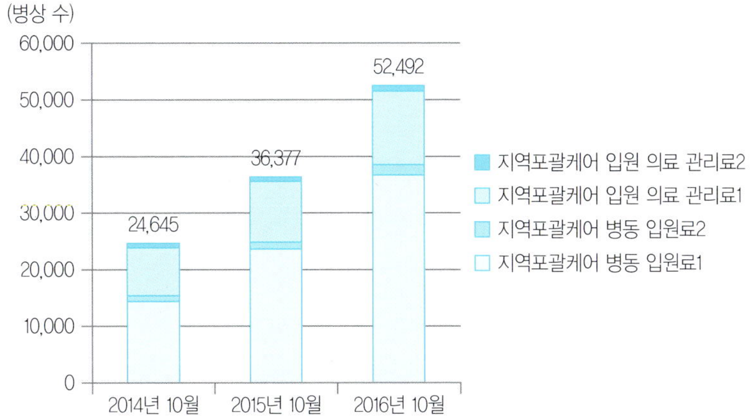

출처 : 보험국 의료과 조사, 중앙 사회 보험 의료 협의회_진료수가 조사 전문조직_입원 의료 등의 조사·평가 분과회, 2017년 7월 21일

료 1을 새로 신고한 의료기관에서는 7대 1 병상이 감소한 의료기관이 많았다. 이렇게 지역포괄케어 병동은 7대 1의 후방병동으로서도 기능하고 있다.

이번 입원 의료 분과회에서는 지역포괄케어 병동에 입동(입원) 하기 전의 장소를 분석하였다. 분석 결과에 따르면, 지역포괄케어 병동의 첫 번째 기능인 ① 일반병동으로부터의 입동(입원) 환자가 90% 이상인 병동이 많았고 두 번째 기능인 ② 자택에서 바로 입동(입원)한 환자가 있는 병동도 어느 정도 있었다. 질환별로 보면, 자택 등에서 입동(입원)한 환자는 골절 등의 환자도 많았지만, 폐렴 등의 환자도 상당수 포함되어 있었다. 이에 비해 일반병동에서 입동(입원)한 경우는 골절 등의 환자가 가장 많았다. 양자의 병태를 보면, 자택 등에서 바로 입동(입원)한 환자는 급성기 치료가 필요하며 의학적으로 불안정한 환자가 많았지만, 일반병동에서 입동(입원)한 환자는 주로 재활훈련을 목적으로 한 환자가 많았다. 또 자택으로부터 입동한 환자는 일반병동으로부터 입동(입원)한 환자보다 생체 검사나 CT·MRI 등의 검사 실시율이 높았다.

이런 점을 고려해서 입원 의료 분과회에서는 자택으로부터 바로 입동(입원)하는 것과 일반병동으로부터 입동(입원)하는, 이 두 가지 기능에 대해서 마키노 켄이치(牧野憲一) 위원(아사히카와 적십자 병원 원장)이 "자택에서 바로 입동(입원)하는 환자 쪽이 비교적 부담이 큰 것으로 확인되었다. 어떤 식으로든 가산 평가를 검토해도 좋지 않을까"라고 이야기하였다. 한편, 이케바타 유키히코(池端幸彥) 위원(의료 법인 치케카이 이사장)은 "지역포괄케어 병동은 창설 당시의 이 3가지 기능을 잘 키워가는 일이 중요하다"라고 이야기하면서 기능별로 평가를 하는 방법은 신중해야 한다는 생각을 보여주었다. 그 결과, 중의협 총회에서는 지역포괄케어 병동으로 집에서 바로 입동(입원)하는 기능에 대해서는 '응급·재택 등 지원병상초기가산(救急·在宅等支援病床初期加算)'으로 평가하게 되었다.

※ 최종적으로는 지역포괄케어 병동을 가진 병원이 방문간호 스테이션과 같은 방문계 서비스를 병설하는 것도 평가 대상이 되었다. '지역포괄케어 병동'의 취지는 그 이름처럼 '지역포괄케어시스템을 지원하는 병동'이다. 이 본래의 취지로 돌아오는 일이 중요하다.

[참고문헌]

후생노동성, 중앙사회보험의료협의회 기본 문제 소위원회, 진료수가 조사 전문조직 입원 의료 등의 조사·평가 분과회에서의 검토 결과에 대하여, 2017년 11월 17일 http://www.mhlw.go.jp/stf/shingi2/0000184410.html

제3절

단기 체재 수술·응급 의료 관리 가산 등의 재검토

입원 의료 분과회는 2017년 4월부터 12회에 걸쳐 실시되었고, 2018년 4월 개정의 입원 의료에 관한 조사와 과제를 정리하였다. 검토 결과는 같은 해 11월 중의협 기본 문제 소위원회에 보고하였다

여기에서는 입원 의료 분과회에서 검토된 단기 체재 수술·검사, 특정 집중 치료실 등, 응급 의료 관리 가산, 종합 입원 체제 가산에 대해서 살펴보기로 한다.

단기 체재 수술·검사

2014년도 진료수가 개정에서 수정체 재건술, 서혜부 탈장 수술, Polysomnography검사 등 21가지 종류의 의료행위를 DPC포괄 산정 대상으로부터 제외하는 조치가 도입되었다. 이 의료행위의 선정은 다음과 같은 3가지 조건을 충족시켜야 한다.

① 재원일수의 차이가 작아야 한다(평균 +1SD가 5일 이내).
② 입원 5일 이내의 포괄 범위 행위별 수가 실적의 점수 차가 작아야 한다.
③ 입원 증례 수가 일정 정도 이상이어야 한다.

이러한 조건에 따라서 2014년도 개정에서는 21종류, 2016년도 개정에서는 혈관통로중재요법(VAIVT)·혈전 제거술, 체외충격파쇄석술(ESWL), Gamma knife에 의한 정위방사선치료(SRT) 3가지가 추가되었다.

이번 입원의료 분과회에서는 추가로 아래의 4종류가 후보 리스트에 올랐다.

① 부신정맥채혈검사(adrenal venous sampling)
② 마이크로파 자궁 내막 절제(MEA)
③ 자궁 경하 유경 점막하 근종 절제술
④ 자궁 내막 용종 절제술

특정 집중 치료실 등

특정 집중 치료실(ICU)과 하이 케어 유닛(HCU)의 간호필요도는 일반 병동과 조금 다르게 구성된 A 항목(모니터링 및 처치)과 B 항목(환자 상태)으로 평가한다.

그 외 ICU, HCU처럼 중증 환자를 수용하는 치료실에는 응급의료 센터의 응급의료 입원료(救命救急入院料) 병상이나 뇌졸중 케어 유닛(unit) 병상 등이 있다. 응급의료 입원료는 응급 의료에 관련된 입원 초기의 의료를 중점적으로 평가한 것이다. 또 뇌졸중 케어 유닛 입원관리료(SCU)는 뇌졸중의 하이 케어 유닛으로 뇌졸중 발병 직후의 입원 초기 치료를 하는 병상이다.

이러한 병상들에는 지금까지 간호필요도 요건이 부여되지 않았다. 이번에는 이러한 병상들과 ICU, HCU 등 간호필요도가 요건으로 부여된 병상들의 환자 중증도를 횡단적으로 비교해 보았다. 그 결과, 역시 간호필요도가 요건화되어 있지 않은 응급의료 입원료나 뇌졸중 케어 유닛 입원의료 관리료에서 간호필요도에 따른 중증 환자 비율이 상대적으로 낮다는 사실을 알게 되었다. 이와 같은 결과를 토대로 앞으로 이러한 병상에도 간호필요도가 요건으로 부여될 가능성이 크다.

입원 의료 분과회에서는 이 외에도 ICU의 생리학적 지표를 토대로 한 중증도 점수인 APACHⅡ(Acute Physiology and Chronic Health EvaluationⅡ)에 대해서 논의하였다. APACHEⅡ 점수는 1985년 조지 워싱턴 대학의 Knaus 등에 의해서 제안된 ICU입실 환자의 병태 중증도를 객관적으로 평가하는 지표이다. APACHEⅡ 점수는 평가 지표와 입원 예측 사망률을 산출하는 부분으로 구성되어 있고 체온, 동맥 혈압, 심박 수 등의 생리학적 지표 12항목에 대한 평가 점수와 나이, 합병 만성 질환에 대한 평가 점수의 총합으로서 산출된다. 점수가 높을수록 중증도가 높은 것으로 판정되며, 최고점은 71점이다.

APACHⅡ 점수는 일본 집중치료학회에 의해 점수를 산정한 환자에 대한 등록을 2015년부터 시작하였고, 2017년 현재 4만 2,000명의 환자 등록 실적을 가지고 있다. 이러한 ICU중증도의 객관적인 지표에 대한 검토가 입원 의료 분과회에서 제안되었다.

※ 최종적으로는 함께 제안된 SOFA(Sequential Organ Failure Assessment) 점수가 ICU의 요건으로 채택되었다. SOFA란 호흡 기능, 응고 기

능, 간 기능, 순환기 기능, 중추 신경계 기능, 신장 기능이라는 6가지 항목을 각각 5단계로 점수화한 것으로 전신의 장기 장애(臟器障害) 정도를 판정하는 중증도 평가 지표이다.

응급의료관리가산

응급의료관리가산은 응급으로 이송된 위독 환자를 입원 초기에 집중적으로 치료하는 의료기관을 평가하기 위해 2012년도 개정 때 처음으로 만들어졌다. 1일당 800점으로 입원 7일째까지 수가 산정할 수 있다. 당초 응급의료관리가산은

1. 토혈, 각혈, 위독한 탈수 상태 등
2. 의식 장애 또는 혼수상태
3. 호흡 부전 또는 심부전

등의 9가지의 질환과 상태, 그리고 마지막 10번째는 이 9가지와 비슷한 위독 상태에 해당하는 환자가 산정 대상이 되었다. 그런데 마지막 10번째의 산정 기준이 명확하지 않다는 것이 늘 문제가 되었다. 그래서 2014년도 개정에서는 응급의료관리가산의 산정대상 1번부터 9번까지를 응급의료관리가산 1로, 10번째 산정 대상을 응급의료관리가산 2로 나누었다. 그리고 1년에 1번, 10번째에 해당하는 환자의 개요에 관한 보고를 받기로 하였다.

2016년도 개정 당시, 응급의료관리가산을 1, 2로 나눈 것의 영향력을 조사한 결과, 가산 1과 2를 선택하는 판단 기준에 큰 차이가 있는 것으로 나타났다. 실제 가산 2의 산정 비율은 의료기관 간에 큰 격차를 보였

는데, 90% 이상을 차지하는 의료기관도 있었고, 10% 미만인 의료기관도 있었다. 또 도도부현 간의 격차도 심했는데, 가장 높은 아키타(80.1%)와 가장 낮은 쿠마모토(25.7%)는 3배의 차이를 보였다. 이것은 도도부현마다 설치된 심사 지불 기관의 판단 기준이 다르다는 것을 보여주는 한 사례이다.

이러한 문제를 해결하기 위해 응급의료관리가산의 산정 환자에 대해서는 도표 2-10과 같이 관련된 지표를 측정하고, 그것을 근거로 제출하는 방안이 후생노동성 보험국 의료과로부터 제안되었다. 이 지표를 도입함으로써 산정 기준이 적절한지를 판단할 수 있게 된다.

이러한 응급 입원에 관한 객관적인 지표를 만드는 것에 대하여 입원 의료 분과회의 혼다 노부유키 위원(건강보험조합연합회 이사)은 "응급 입원의 기준을 반드시 만들어야 한다"라고 주장하였고, 이에 대해 칸노 마

도표 2-10 구급 환자에 관한 지표의 예

○ 구급 환자에 실제로 사용되고 있는 평가 지표의 예로서 다음과 같은 지표를 생각할 수 있다.

【구급 의료 관리 가산의 대상환자】	【관계하는 지표의 예】
ㄱ. 토혈, 각혈 또는 중독한 탈수로 전신(全身)이 안 좋은 상태	긴급 지혈 처치의 유무 등
ㄴ. 의식 장애 또는 혼수 상태	JCS, GCS 등
ㄷ. 호흡 부전 또는 심부전으로 중독한 상태	동맥혈 산소 분압, NYHA분류 등
ㅁ. 쇼크 상태	수축기 혈압의 저하, 승압제 사용 등
ㅅ. 광범위 화상	Burn index 등

출처 : 중앙 사회 보험 의료 협의회, 진료수가 조사 전문 조직_입원 의료 등의 조사·평가 분과회, 2017년 10월 18일

사히로 위원(사회의료법인재단 토우센카이 이사장)은 "(기준을 마련한다고 하더라도) 응급 입원의 필요성에 대해서는 최종적으로 의사가 판단해야만 한다"라고 이야기하며 '의사의 판단'에 대한 필요성을 강조하였다.

※ 최종적으로 2018년 개정에서는 응급의료관리가산의 각 항목에 기준을 만드는 작업은 결국 연기되었다. 다음 개정까지 DPC데이터를 수집하면서 기준안을 만들어갈 것이다.

종합 입원 체제 가산

종합 입원 체제 가산은 병원이 충분한 인원을 배치하고 설비를 갖추고, 정신과를 포함하여 종합적이면서도 전문적인 급성기 의료를 24시간 제공할 수 있는 체제인지, 병원 근무의의 부담을 줄이고, 처우를 개선하는데 이바지하는 체제인지 등을 평가하는 가산이다.

병원이 이 가산을 산정할 수 있다는 것은 특정 기능 병원[1)]에 준하는 폭넓은 고도의 의료를 제공하는 일반 병원으로 인정받았다는 의미이다. 종합 입원 체제 가산 1은 입원한 날로부터 14일 동안 지급되는데, 1일당 240점을 산정할 수 있다.

종합 입원 체제 가산은 2008년도에 입원시 의학 관리 가산으로 신설되었고, 2010년도 개정에서 종합 입원 체제 가산으로 변경되었다. 하지만 그 실적 요건을 충족시키기가 매우 어려워서 2015년에 이 가산을 산정하고 있는 병원은 불과 5개 병원에 그쳤다. 그래서 2016년도 개정에서

1) 특정 기능 병원은 고도의료제공, 고도의료기술 개발 및 고도의료에 관한 연수를 실시할 수 있는 능력 등을 갖춘 병원으로서 제2차 의료법 개정으로 1993년부터 제도화 되어 2017년 6월 1일 현재 85개 병원이 승인을 받았다.

도표 2-11 **종합 입원 체제 가산의 신고 의료기관 수의 추이**

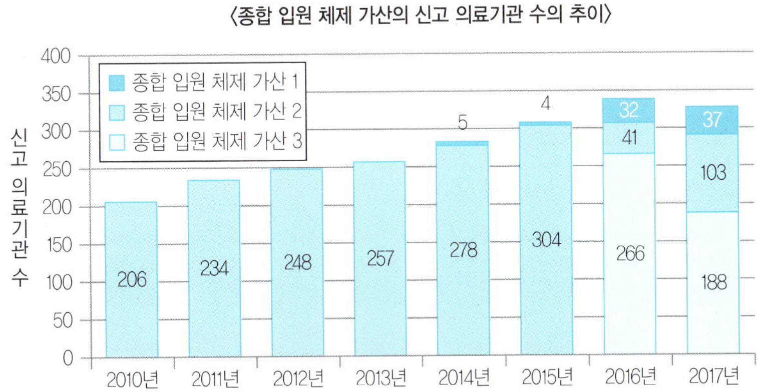

출처 : 보험국 의료과 조사(각 년도의 7월 1일), 중앙 사회 보험 의료 협의회, 진료수가 조사 전문 조직_입원 의료 등의 조사·평가 분과회, 2017년 10월 5일

는 화학 요법의 실적 요건을 기존의 연간 4,000건에서 1,000건으로 줄이는 등의 요건 완화 조치를 하여 산정 병원 수가 37개로 증가하였다(도표 2-11).

최근에 종합 입원 체제 가산 1을 취득한 병원이 보이는 특징으로, 지금까지 기준 조건을 충족시키지 못했던 정신과 병동의 요건을 10개 병상 정도의 소규모 병동으로 신고하여 이 가산을 취득하였다. 앞으로 신체 합병증을 수반한 치매 환자가 늘어날 것으로 예상되므로 이러한 정신과 병상을 가지고 종합 입원 체제 가산을 산정하는 병원이 늘어나야 한다고 생각한다.

[참고문헌]

후생노동성, 중앙 사회 보험 의료 협의회, 기본문제 소위원회, 진료수가조사 전문조직, 입원 의료 등의 조사·평가 분과회 자료

http://www.mhlw.go.jp/stf/shingi2/0000180671.html(2017년 10월 18일)
http://www.mhlw.go.jp/stf/shingi2/0000182561.html(2017년 11월 2일)

제4절

입퇴원지원 · 재택복귀율의 재검토

2017년 6월에 개최된 입원 의료 분과회에서는 입원 환자의 퇴원을 원활하게 진행하기 위해 마련한 '퇴원지원'에 대한 평가와 더불어 입원 전부터 퇴원지원을 하는 부분에 대해서도 평가를 하자는 논의가 시작되었다. 이 평가 항목에 대한 명칭으로 '입퇴원지원'이라는 용어가 제안되었다.

여기에서는 지금까지의 '퇴원지원'에 대해서 되돌아보고, 새롭게 도입된 '입퇴원지원' 업무에 대해서 살펴본다.

퇴원지원가산 1

우선 2016년도 개정으로 신설된 퇴원지원가산 1에 대한 입원 의료 분과회의 조사 결과와 논의 사항을 살펴보도록 하자.

2016년에 신설된 퇴원지원가산 1은 다음의 요건(도표 2-12)이 설정되어 있고, 일반병동 환자의 퇴원 1회당 600점의 가산을 산정한다.

① 3일 이내에 퇴원이 어려운 환자를 추출
② 7일 이내에 환자·가족과 면담
③ 7일 이내에 여러 직종의 직원들로 구성된 컨퍼런스를 실시
④ 퇴원 조정 부문의 설치(간호사 또는 사회복지사 전임자 1명)
⑤ 두 개 병동에 1명 이상의 퇴원지원 업무 등에 전속하는 직원을 배치
⑥ 연계하는 의료기관 등(20개 이상)의 직원과 정기적인 만남을 실시(연 3회 이상)
⑦ 개호 지원 전문 직원과의 연계 실적 등

도표 2-12 지역포괄케어시스템 추진을 위한 대책 강화

퇴원 지원에 관한 평가의 충실화 ①

▶환자가 안심하여 납득이 간 상태에서 퇴원하며 조기에 자신이 살아온 지역에서 요양과 생활을 계속할 수 있도록 보험 의료기관의 퇴원지원의 적극적인 대책과 의료기관 간의 연계 등을 추진하기 위한 평가를 신설한다.

(신) 퇴원지원가산 1
　1) 일반병동 입원기본료 등의 경우　600점
　2) 요양병동 입원기본료 등의 경우　1,200점

(개) 퇴원지원가산 2
　1) 일반병동 입원기본료 등의 경우　190점
　2) 요양병동 입원기본료 등의 경우　635점

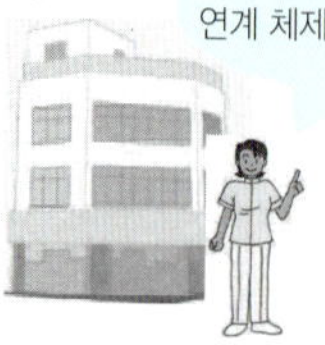

[산정요건 · 시설기준]

	퇴원지원가산 1	퇴원지원가산 2 (현재의 퇴원 조정 가산과 원칙적으로 같은 요건)
퇴원 곤란한 환자의 조기 추출	3일 이내에 퇴원 곤란한 환자를 추출	7일 이내에 퇴원 곤란한 환자를 추출
입원 조기의 환자 · 가족과의 면담	7일 이내에 환자 · 가족과 면담	가능한 한 조기에 환자 · 가족과 면담
다직종 컨퍼런스 실시	7일 이내에 컨퍼런스 실시	컨퍼런스 실시
퇴원 조정 부문의 설치	전속 1명(간호사 또는 사회복지사)	전속 1명(간호사 또는 사회복지사)
병동의 퇴원지원 직원의 배치	퇴원지원 업무 등에 전속하는 직원을 병동에 배치(2병동에 1명 이상)	-
의료기관 간의 면식이 있는 연계 구축	연계하는 의료기관 등(20개소 이상)의 직원과 정기적인 면회를 실시(3회/년 이상)	-
개호 보험 서비스와의 연계	개호 지원 전문원과의 연계 실적	-

출처 : 2016년도 진료수가 개정의 개요, 후생노동성 보험국 의료과, 2016년 3월 4일

이러한 요건 가운데 가장 충족하기 어려운 부분이 ⑤의 2병동마다 1명 이상의 간호사 혹은 사회복지사(소셜 워커)를 전속 배치하는 것이다.

2016년 7월, 니이가타시에서 전국 국립대학 부속병원 연계 관계자 전국 연락회 '제13차 국립대학 의료 연계·퇴원지원 관련 부서 연락 협의회'가 열렸다. 그 당시 '퇴원지원가산 1'이 화제의 중심이었다. '퇴원지원가산 1'은 앞으로 병원의 퇴원지원 체제에 대한 표준으로 자리 매김할 것이다. 그렇기 때문에 전국의 많은 병원이 이 가산을 받기 위하여 여러 가지 준비를 하고 있다. 다만 앞에서 이야기했듯이, 두 개 병동에 1명의 퇴원지원 업무를 담당하는 전속 직원을 배치하는 것은 국립대학 부속 병원처럼 병동 수가 많은 대형 병원의 경우 인원 증가가 필요하기 때문에 요건 충족이 어려울 수 있다. 그래서 당시 전국의 43개 병원 중에서도 퇴원지원가산 1을 취득한 병원은 적을 수밖에 없었다.

또한, ⑦의 개호 지원 전문원(케어매니저)[1]과의 연계 실적이란 '개호 지원 연계 지도료'의 산정 실적을 말한다. 이 지도료는 환자가 퇴원한 뒤에 필요한 개호서비스 등을 미리 예측하고 준비하는 대응을 평가한 것이다. 구체적으로 케어매니저가 병동에 직접 찾아와 간호사나 소셜 워커와 함께 퇴원 후에 개호서비스를 받을지에 대해서 환자·가족과 협의한 뒤에 지도했을 경우, 입원 중 2회에 한정하여 300점을 산정할 수 있다.

그렇다면 퇴원지원가산 1의 취득 상황을 살펴보도록 하자. 입원 의료 분과회에서는 2016년도 개정 영향에 대한 조사를 전국의 약 1,800개 병

1) 개호 지원 전문원(케어매니저) : 요개호자나 요지원자에 대한 상담과 그들의 신체적·정신적 상황에 잘 대응함과 동시에 서비스(방문개호, 데이 서비스 등)를 받을 수 있도록 케어 플랜(개호서비스 등의 제공에 관한 계획)의 작성이나 시정촌·서비스 사업자·시설 등과의 연락 및 조정을 실시하는 사람. 또한 요개호자나 요지원자가 자립된 일생생활을 영위하는 데 필요한 원조에 관한 전문적 지식·기술을 가진 사람으로서 개호 지원 전문원증의 교부를 받은 사람.

원을 대상으로 수행하였다. 조사 결과에 의하면 퇴원지원가산 1을 산정하고 있는 병원의 30%가 500병상 이상의 병원이었다. 한편, 800병상 이상의 병원은 3.6%에 불과하여 규모가 큰 대형 병원일수록 취득률이 낮다는 사실도 알 수 있었다.

앞에서 언급하였듯이 대형 병원은 병동 수가 많아 요건에서 규정하는 배치 인원이 많이 필요하기 때문에 가산을 취득하기 어렵다. 그러나 대학 병원 중에는 병동 간호사의 업무를 정리하거나 역할 분담을 변경함으로써 적은 인원을 잘 활용하여 가산을 취득하고 있는 병원이 있는 것을 보면, 업무를 어떻게 효율화시키느냐가 중요하다고 결론 내릴 수 있다.

재택복귀율

다음으로 재택복귀율에 대해 살펴보도록 한다. 재택복귀율은 2014년도 개정으로 7대 1 입원기본료의 요건으로 도입되었다. 재택복귀율은 다음과 같은 식으로 계산된다.

재택복귀율 = 최근 6개월간 자택 등의 퇴원 장소로 퇴원한 환자 ÷ 최근 6개월간 7대 1 입원기본료 병동에서 퇴원한 환자(사망으로 인한 퇴원, 병동 이전 환자, 입원 환자는 제외)

분자에 있는 '자택 등의 퇴원 장소'란 자택, 회복기 재활 훈련 병동, 지역포괄케어 병동, 요양병동(재택 복귀 기능 강화 가산), 거주형 개호시설, 재택 강화형 노인 보건시설 등을 가리킨다. 2016년도 개정에서는 추가로 '유상 진료소(재택 복귀 기능 강화 가산)'가 들어가게 되었고, 그 비율을 80% 이상으로 정하였다.

입원 의료 분과회에서는 의료기관 재택복귀율을 조사한 결과를 제시하였다. 이에 따르면 7대 1 병동의 재택복귀율은 평균 92.5%로, 기준치인 80%를 크게 넘고 있었다. 또 입원 의료 분과회에서는 자택이 아닌 병동으로의 전동(轉棟)에도 '재택복귀율'이라는 명칭을 사용하는 것에 대해 "이해하기 어렵다"라는 의견이 나왔다. 그 외에도 급성기 병동의 평가에서는 '재입원율'과 같은 개념을 포함하여 검토하는 것이 어떠냐는 논의가 있었다.

※ 이런 논란을 통해 최종적으로 재택복귀율의 명칭은 7대 1은 '재택복귀·병상 기능 연계율'로, 지역포괄케어 병동과 회복기 재활 훈련 병동은 '재택복귀율'로 그 명칭이 나뉘게 되었고, 같은 병원의 다른 병동으로의 전동은 평가대상에서 제외되었다. 또 기존에는 재택복귀 기능 강화 가산을 신고한 의료기관만이 대상이었는데 이 가산을 신고하지 않은 의료기관도 재택복귀 가산을 산정할 수 있도록 개정이 이루어졌다.

입원 전부터 시작하는 퇴원지원

이제까지의 진료수가는 '퇴원지원'으로써 입원 환자의 원활한 퇴원을 지원하기 위한 평가에 주력해 왔다. 그러나 글의 서두에서도 이야기했듯이, 2017년 6월 입원 의료 분과회에서는 환자가 입원하기 전부터 시작하는 퇴원지원의 필요성과 그 평가 방안이 제안되었다.

당시 후생노동성이 제출한 자료에 따르면, 지역포괄케어시스템 안에서는 환자는 자신의 상태 변화에 따라서 다양한 의료·개호 서비스를 이용하게 될 것이라고 한다. 그렇기 때문에 환자나 가족의 희망에 따라 환자의 요양 장소를 잘 선택해 적절한 시기에 그곳으로 이동하기 위해서는 입원 전부터 환자와 가족을 지원할 필요성과 적절한 평가 방식을 고려해야만 한다. 도표 2-13에서 볼 수 있듯이 입원 전부터 시작되는 퇴원지원에 대한 문제가 제기된 것이다. 구체적으로는 '외래, 입원 시부터 퇴원 후의 생활을 예측한 지원이 필요', '외래 부문과 입원 부문(병동)과의 연계가 필요', '지역과 입원 의료기관과의 연계가 중요'하다고 되어 있다.

입퇴원지원 센터

이러한 '입퇴원지원'의 구체적인 체계는 과연 어떤 이미지일까. 2017년 7월 7~8일 센다이에서 열린 일본의료매니지먼트 학회에서는 입원 전부터 실시하는 퇴원지원과 그 체계의 중심인 입퇴원지원 센터의 운영에 대한 발표가 줄을 이었다. 학회장소는 연일 만원이었고, 자리가 없어 서서 발표를 들을 정도로 엄청난 인기였다.

이러한 발표 가운데 몇 개를 살펴보도록 하자. 도호쿠 대학 병원(1,225병상)의 발표에는 2015년부터 일부 진료과에서 운영하기 시작한 '입퇴원 센터'에 대한 내용이 있다. 입퇴원 센터는 입원이 결정된 환자에게 입원 안내를 하고, 환자의 정보를 수집하고, 퇴원을 저해하는 요인을 점검한다. 그리고 필요에 따라서 병동의 다른 직종의 직원에게도 관련 정보를 제공한다. 병동에서는 입퇴원 센터가 제공한 정보를 통해 퇴원 저해 요인의 내용을 분석하고, 퇴원지원을 하는데 활용한다. 퇴원 저해 요인은 개호력[2], 경제적인 여건, ADL[3]의 저하, 복약 관리, 퇴원할 장소 선택, 환

---

2) 개호력은 가족, 혹은 개호서비스를 이용하는 경우도 포함하여 개호에 관여할 수 있는 시간, 체력, 실시가능한 의료 처치 등의 종합적인 능력을 나타내는 뜻으로 사용한다.

3) ADL은 Activities of Daily Living의 약자로 ADL의 A는 동작, DL은 일상생활을 가리키는 말이다. 일상적인 생활을 하기 위한 최소한의 필요 동작으로 「일어나기, 이승(移乘), 이동, 식사, 옷 갈아입기, 배설, 입욕, 신체 단장」의 동작을 뜻한다.

도표 2-13 지역포괄케어시스템 구축~입퇴원 지원

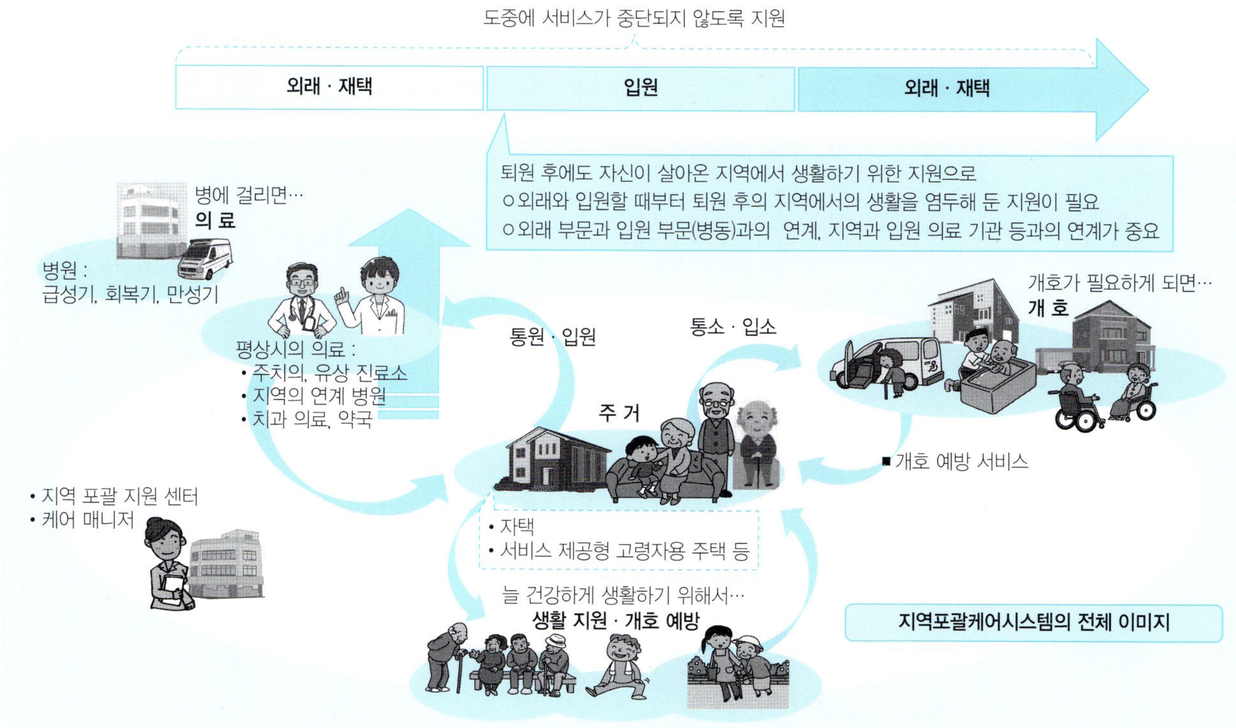

출처 : 중앙 사회 보험 의료 협의회, 진료수가 조사 전문조직_입원의료 등의 조사 · 평가 분과회, 2017년 6월 21일

자의 문제 행동, 기타의 순서로 많다. 퇴원 저해 요인은 입원 전부터 파악이 되어야 지원이 가능한 부분을 확인할 수 있다. 발표에서는 입퇴원 센터의 정보 수집으로 조기 퇴원지원이 가능하게 되었다고 설명하였다.

이러한 입퇴원지원 센터의 직원 배치와 운용에 대한 발표도 있었다. 오키나와 츄부 토쿠슈카이 병원(331병상)은 2016년에 '입퇴원 서포트 센터'를 설치하고, 사회복지사(Social worker)를 배치, 운용하기 시작하였다. 입퇴원 서포트 센터의 사회복지사는 간호사와 함께 입원 예정 환자의 문진을 한다. 그리고 퇴원 장소에 대한 의향을 확인하고, 각종 제도에 대한 안내와 퇴원지원에 관한 환자 교육도 한다. 기존의 사회복지사는 환자가 입원한 뒤에 퇴원이 어려운 환자를 파악하고, 파악된 지원 대상과 환자·가족 면담을 하였는데, 이 절차를 입원 전에 실시함으로써 조기 개입을 하도록 한다.

입퇴원지원 센터는 환자와 직원들로부터도 좋은 평가를 받고 있는 것 같다. JCHO군마 중앙 병원(333병상)은 2016년에 입퇴원지원 센터를 운영하기 시작하였다. 간호사 5명과 사무직원 1명을 전속으로 배치하였고, 예정 입원 환자의 입퇴원과 관련하여 약제부, 원무과, 영양과, 의료사회복지사(MSW), 재활 훈련, 치과와 협동하여 환자에게 입퇴원에 관해서 설명하였다. 이를 통해 환자로부터 "의료비 문제로 걱정했었는데 안심할 수 있게 되었다", "자세하게 설명을 들을 수 있어서 감사하였다"라는 평가를 받을 수 있었다. 또 병동과 외래 직원들로부터 "서류 기재나 기초 정보가 잘 입력되어 있어서 많은 도움이 되었다"는 등의 평가를 받아 병원 내의 연계에도 도움이 되었다고 설명하였다.

이처럼 입퇴원지원 센터는 2015년경부터 각 병원에서 운영되기 시작하였다. 이번 입원의료 분과회의 '입퇴원 지원'에 대한 방침도 이러한 현장의 실정을 반영하여 제안된 것이다. 이를 위해 2018년도 개정에서는 지금까지의 '퇴원 지원가산'을 '입퇴원 지원가산'으로 명칭을 바꾸었다. 앞으로 입원이 결정된 환자에 대한 외래 상담·연계 담당자의 다양한 지원이 평가될 것이다.

※ 2018년도 개정에서는 입원이 결정된 환자에 대해 외래에서 미리 퇴원 저해 요인을 확인하는 '입원시 지원가산'의 신설을 검토하였다. 이는 퇴원 지원 관련 인력 배치 등을 요건으로 한다.

개인적인 일이지만 이 기사를 쓰면서 20년 전 병원 유학을 위해 방문한 뉴욕의 브루클린 병원의 병동 간호사의 슬로건이였던 '퇴원 계획은 입원 제 1일째부터!'를 떠올리게 되었다. 당시, 브루클린 병원의 평균 재원일수는 9~10일 정도였다. 한 주가 지나면 병동 환자의 절반이 바뀌어 있을 정도의 엄청난 회전율이었다. 현재 일본의 7대 1 병동 재원 일수는 14일보다 조금 짧다. 드디어 일본도 20년 전의 미국과 비슷한, 아니 그 이상으로 '퇴원지원은 입원 전부터'가 슬로건이 되는 시대가 올지도 모른다.

[참고문헌]

후생노동성, 중앙 사회 보험 의료협의회, 진료수가조사 전문조직·입원 의료 등의 조사·평가 분과회(2017년 6월 21일 자료)

http://www.mhlw.go.jp/stf/shingi2/0000167766.html

일본의료관리학회잡지 학회초록집 Vol18추보 2017년

제5절

요양병상, 의료구분 개정과 DPC데이터 제출

의료구분은 2006년도 진료수가 개정에서 도입된 것으로 벌써 10년이 넘었다. 이 의료구분에 대해서도 입원 의료 분과회 안에서 논의를 하였다. 여기에서는 의료구분 등에 대해서 살펴보도록 한다.

요양병상에의 의료구분 도입

요양병상의 의료구분에 따른 지불 방식은 포괄 지급 방식(DPC/PDPS)과 비슷한 생각으로 도입하였다. 환자를 질환명이나 상태, 처치의 유사성, 소비하는 자원량의 유사성으로 분류하고, 그 분류마다 1일당 진료수가액를 결정한다.

단, DPC/PDPS[1]는 국제질병분류(ICD)코드와 수술명 등의 처치 코드

1) DPC/PDPS : Diagnosis Procedure Combination / Per-Diem Payment System의 약자로 진단군 분류를 토대로 한 1일당 정액수가산정 제도를 의미하는 지불제도의 명칭이다.

(K, J코드)를 기본으로 하여 분류를 정한다. 한편, 요양병상의 의료구분은 미국 너싱홈의 자원 이용 그룹(RUG : Resource Utilization Group)이라는 환자 분류와 지불 방식을 참고하여 만들어졌다.

환자의 질환이나 상태, 실시하는 의료 처치 등을 토대로 의료구분 3과 의료구분 2를 정의하고, 어느 쪽에도 해당하지 않는 환자는 의료 필요도가 낮은 의료구분 1로 정의한다. 이 3가지 의료구분에 일상생활동작(ADL)의 3단계를 곱하여 9가지(3×3) 매트릭스를 만들고, 각각의 포괄요금을 책정한다.

이 의료구분의 질환명, 환자 상태, 처치를 결정하고, 각 구분마다 지불액을 정하기 위하여 중의협의 진료수가조사 전문조직에 '만성기 입원 의료의 포괄 평가 조사 분과회'를 설치하였다. 그리고 이 분과회는 ① 환자 특성, ② 시간 조사, ③ 비용에 대한 조사를 수행하였다.

우선, ① 요양병상에 입원한 환자 약 7,000명을 대상으로 환자 특성 조사를 하였다. 조사는 나이, 입원 기간, 요개호 인정 유무, 문제 행동과 관련된 상황, 일상생활동작능력(ADL), 치매의 유무 등 환자의 특성에 관한 항목과 그 외 치료, 처치, 재활훈련 등의 실시 상황, 약제의 사용 상황 등의 의료서비스 제공에 관한 항목으로 구성되었다.

그리고 ② 시간조사에서는 의사, 간호사, 간호 보조사 등이 입원 환자에게 제공하는 서비스의 시간을 확인하였다. ③ 비용 조사에서는 조사 대상 병원의 인건비, 감가상각비, 의약품비, 재료비 등의 지출량에 관한 조사를 하였다.

이러한 조사를 토대로 의료구분마다 질환과 처치를 결정하고, 결정된 부분들에 ADL 단계별로 포괄 요금을 설정하였다. 그 결과 도표 2-14의 의료구분 3, 2, 1과 ADL3 구분을 곱한 9매트릭스가 완성되었다. 그리고 여기에 간호배치 20대 1과 25대 1의 요양병상 입원기본료마다 도표 2-14

도표 2-14 요양병동 입원기본료에 관하여(2016년 4월 이후)

요양병동 입원기본료1

【시설기준】

① 간호배치 20:1 이상 ② 의료구분 2 · 3 환자가 80% 이상

	의료구분 3	의료구분 2	의료구분 1
ADL 구분3	1,810점	1,412점	967점
ADL 구분2	1,755점	1,384점	919점
ADL 구분1	1,468점	1,230점	814점

요양병동 입원기본료2

【시설기준】

① 간호배치 25:1 이상 ② 의료구분 2 · 3 환자가 50% 이상

	의료구분 3	의료구분 2	의료구분 1
ADL 구분3	1,745점	1,347점	902점
ADL 구분2	1,691점	1,320점	854점
ADL 구분1	1,403점	1,165점	750점

의료 구분

의료구분 3	【질환 · 상태】 • 스몬 • 의사 및 간호사가 상시 감시 · 관리를 실시하고 있는 상태 【의료 처치】 • 24시간 지속 점적 • 중심 정맥 영양 • 인공호흡기 사용 • 드레인 • 복강경 세정 • 발열을 수반하는 경우의 기관 절개, 기관내 삽관 • 감염 격리실의 관리 • 산소요법(상시 유량 3L/분 이상이 필요한 상태 등)
의료구분 2	【질환 · 상태】 • Muscular Dystrophy • 다발성경화증 • 근위축성측색경화증 • 파킨슨병 관련 질환 • 그 외의 난치병(스몬을 제외) • 척수 손상(경수 손상) • 만성폐쇄성폐질환(COPD) • 동통 컨트롤이 필요한 악성종양 • 폐렴 • 요로감염증 • 재활 훈련이 필요한 질환으로 발증 후 30일 이내 • 탈수와 발열을 동반한 상태 • 체내 출혈 • 빈번한 구토와 발열을 동반한 상태 • 욕창 • 말초순환장애에 의한 하지말단 개방창 • 섬망 • 우울증 • 매일 타인에 대한 폭행이 보이는 상태(원인 · 치료 방침에 대해 의사를 포함하여 검토) 【의료 처치】 • 투석 • 발열 또는 구토를 수반하는 경우의 경우의 경장 영양(enteral nutrition) • 객담 흡인 • 기관 절개 · 기관내 삽관의 케어 • 빈번한 혈당검사 • 창상(피부궤양 • 수술창 • 창상 처치) • 산소요법(의료구분 3에 해당하는 것 이외의 것)
의료구분 1	의료구분 2 · 3에 해당하지 않는 사람

ADL구분

ADL구분3 : 23점 이상
ADL구분2 : 11점 이상~23점 미만
ADL구분1 : 11점 미만

당일을 포함한 과거 3일간의 근무시간대에 실시한 환자에 대한 지원 수준에 관하여 다음과 같은 4항목에 0부터 6까지 가운데 가장 비슷한 상태를 기입하고 합계한다.
신규 입원(전동)의 경우는 입원(전동) 후의 상태에 관하여 평가를 한다.
(0. 자립, 1. 준비만, 2. 관찰, 3. 부분적 원조, 4. 광범위의 원조, 5. 최대 원조, 6. 전면의존)

항목	지원 수준
a. 침대 위에서의 가동성	0~6
b. 이승	0~6
c. 식사	0~6
d. 변기 사용	0~6
(합계)	0~24

출처 : 중앙 사회 보험 의료 협의회, 진료수가 조사 전문조직_입원의료 등의 조사 · 평가 분과회, 2017년 10월 18일

처럼 진료수가의 점수가 설정된 것이다.

2016년도 개정에서의 의료구분 재검토

지난 2016년도 개정에서 요양병상 의료구분의 질환과 처치의 정의를 더욱 자세히 평가하는 조치가 취해졌다. 구체적으로 의료구분 3의 산소요법, 의료구분 2의 자주 혈당 검사를 하는 상태, 그리고 우울증 치료의 정의를 더욱 세세하게 평가하게 되었다. 또한, 이제까지 요양병상 20대 1만의 요건이었던 의료구분 3과 의료구분 2의 환자 비율은 요양병상 25대 1에도 적용하게 하였고, 그 비율은 50%로 설정하였다.

입원 의료 분과회에서 이 개정의 영향 평가를 한 결과, 정의를 구체화함에 따라 의료구분 3에 해당하는 환자가 의료구분 2로, 그리고 의료구분 2에 해당하는 환자가 의료구분 1로 일부 이동하였다. 또 의료구분 3과 의료구분 2의 환자 비율은 요양병동 20대 1에서 90%, 요양병동 25대 1에서 60%를 차지하였다.

2018년도 개정을 향한 의료구분 재검토

입원 의료 분과회에서는 2018년도 개정을 향한 의료구분의 재검토를 위해 의료구분마다 치매 진단의 여부나 치매 고령자의 일상 생활 자립도, 요개호도, 의료적인 상태, 직접적인 의료 제공 빈도, 직접적인 간호 제공 빈도 등을 조사한 결과, 모든 항목이 의료구분 1, 2, 3으로 높아짐에 따라 단계적으로 증가한다는 것을 알게 되었다. 의료구분별로 의사의 직접적인 진찰이나 지시의 변경 빈도를 살펴보면, 의료구분 1, 2, 3 순으로 단계적으로 증가함을 알 수 있다(도표 2-15).

도표 2-15 직접 의료 제공 빈도

○ 의료구분이 높아질 수록 의사의 직접 의료제공 빈도는 높아진다.

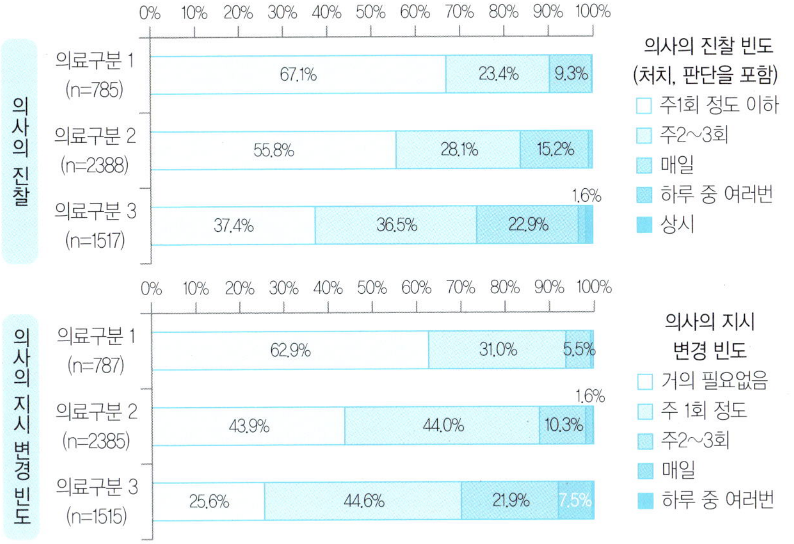

출처 : 2016년도 입원 의료 등의 조사(환자표), 중앙 사회 보험 의료 협의회, 진료수가 조사 전문조직_입원의료 등의 조사·평가 분과회, 2017년 8월 4일

그런데 입원기본료를 제외한 행위별 수가 점수를 DPC데이터로 보면, 의료구분 1은 2, 3보다 낮지만, 의료구분 2와 3은 별로 차이가 없었다(도표 2-16).

의료구분의 정의를 생각한다면, 의료구분 2와 3은 점수차가 더 커져야 한다고 생각한다. 또한, 요양병상을 운영하는 병원은 의료구분 1에서도 의료 필요도가 높은 환자가 있다는 점을 이유로 의료구분의 근본적인 재검토를 요구하고 있다. 이러한 과제들을 해결하기 위해서는 DPC데이터를 사용하여 더욱 상세한 의료구분별 현황을 확인해야 한다.

도표 2-16 의료구분별 1일당 평균 점수

※DPC조사 데이터를 토대로 입원 기본료 및 각 진료행위의 산정 점수×산정회수를 이용하여 계산

ㅇ 입원기본료를 제외한 모든 진료 행위를 행위별 수가상의 점수로 하면 의료구분 1에서는 의료구분 2·3에 비해 점수가 낮은 경향. 의료구분 2와 3에서는 중복하는 부분이 크고 큰 차이가 없었다.

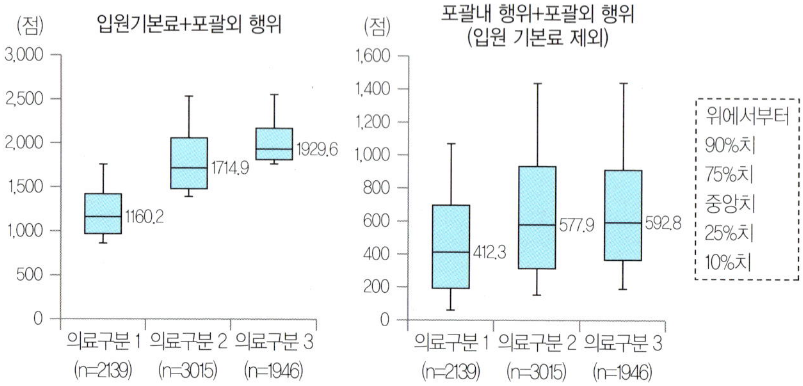

출처 : 보험국 의료과 조사(2016년 6월분 DPC데이터), 중앙 사회 보험 의료 협의회, 진료수가 조사 전문조직_입원의료 등의 조사·평가 분과회, 2017년 8월 4일

요양병상의 DPC데이터 제출

요양병상의 의료구분에 따른 지불 방식의 적절성을 검증하려면 DPC데이터에 의한 정밀 조사가 필요하다. 그러나 DPC데이터를 제출하고 있는 곳은 요양병상 전체의 4분의 1에도 못 미친다. 케어 믹스형의 병원은 일반병상에서 DPC 포괄 지불을 실시하고 있기 때문에 DPC데이터를 제출하고 있지만 이러한 병원은 그리 많지 않다. 앞으로 의료구분의 근본적인 재검토를 하기 위해서는 현재 DPC데이터를 수집하고 있지 않은 요양병상으로부터 데이터를 받아야만 한다.

또한, 현재 사용하고 있는 DPC데이터는 급성기 병원을 대상으로 만들어진 것이기 때문에, 요양병상을 위해서 DPC데이터의 양식 1을 만성기

버전으로 다시 만들 필요가 있고, 수정 작업이 필요하다. 이를 위해서 후생노동성은 2017년 3월 '만성기 입원 의료의 포괄 평가 조사 분과회'의 조사 방법을 참고로 하여 요양병상 입원 환자의 특성 조사와 시간 조사를 수행하였다. 약 1,300명 환자의 자료를 분석한 결과, 탈수나 발열, 저영양(低栄養)과 같은 증상이나 상태의 유무, 요개호도 구분 등이 케어에 드는 시간과 관계하고 있다는 것을 알게 되었다.

이러한 조사 결과를 바탕으로 후생노동성은 입원 의료 분과회에 요양병동을 가진 병원이 환자의 탈수 여부 등의 데이터를 제출하게 하는 방안을 제시하였다.

구체적으로 탈수, 발열이나 저영양의 유무, 입퇴원시의 요개호도 등의 항목을 DPC데이터의 '양식 1'(익명화된 환자의 간이 진료 기록 정보)과 함께 제출하도록 하였다(도표 2-17). 이에 대하여 입원 의료 분과회의 위원은 "발열 여부 등의 정의를 명확히 해야 한다", "언제 보고해야 하는가"라는 의견을 제시하였고, 그런 상세한 부분들을 계속 검토하기로 하였다.

또, 양식 1은 환자의 입퇴원시의 일상생활동작(ADL), '치매 고령자의 일상생활 자립도' 등도 들어가 있지만 요양병상에 별로 필요 없는 수술 날짜, 화학 요법의 유무 등의 정보도 들어가 있어서 이러한 항목들도 정리하게 되었다.

그 외에도 DPC데이터에는 의료비 청구 데이터인 EF통합 파일이 있고, 여기에는 입원 중에 실시한 진료 행위나 투여한 의약품의 양 등을 실시 부위와 함께 기재하도록 되어 있다. 단, 이제까지 행위별 수가가 아닌 포괄 지불 방식으로 운영되어 온 요양병상에서 EF파일을 작성하고, 제출하는 것이 부담될 것이라고 지적하는 위원도 많았다. 이 때문에 후생노동성은 요양병상용으로 개편한 '양식 1'의 제출을 먼저 요구한 뒤에 EF통

도표 2-17 만성기 병동의 데이터 제출 항목(안)

DPC데이터 양식1의 기존 항목 가운데 만성기 병동에 제출을 요구하는 주요 항목

- ㅇ 환자의 기본 정보
- ㅇ 입원년월일, 퇴원년월일, 퇴원시 병의 상태, 퇴원 후의 재택의료 유무
- ㅇ ADL(입원시, 퇴원시)
- ㅇ 치매 고령자의 일상 생활 자립도
- ㅇ 주상병 등의 ICD코드 등

DPC데이터 양식1 중, 만성기 병동에 새롭게 제출을 요구하는 주요 항목

- ㅇ 만성기의 환자에게 특징적인 증상 · 상태의 유무(월마다 입력)

〈항목 예〉

• 탈수	• 섭식 · 연하 기능 저하	• 치매의 주변 증상
• 발열	• 저영양	
• 욕창	• 동통의 호소 등	

- ㅇ 요개호도(인정받았을 경우만 입력) (입퇴원시에 입력)

출처 : 중앙 사회 보험 의료 협의회, 진료수가 조사 전문조직_입원 의료 등의 조사·평가 분과회, 2017년 10월 18일

합 파일에 대해서는 "(병원이)제출할 경우와 제출하지 않는 경우의 정리가 필요하다"고 이야기하였다. 또 "데이터를 제출하는 병원의 부담을 줄이는 방안에 대해서 논의가 필요하다"는 의견이 있었고, "요양병동 입원 환자의 의료구분 등을 매일 평가하는 현행 규정을 고쳐서 그 제출 빈도를 낮춰야 한다"는 의견도 있었다.

앞에서 언급하였듯이, 요양병상의 DPC데이터 제출률은 전체의 25%이지만, 병상 규모에 따라서도 다르다. 요양병상 중에서도 200병상 이상 병원은 데이터 제출률이 40%로 높지만, 200병상 미만 병원의 데이터 제출률은 24%로 낮다. 그래서 "병상 규모에 따라 조건을 완화해야 한다는 의견"도 있었다.

요양병상에서의 DPC데이터 제출은 의료구분의 개정에 꼭 필요한 부분이다. 지금까지 요양병상의 의료구분 재검토에 대해 살펴보았다. 일단

2018년도 개정에서는 요양병상의 성과를 조사하기 위해 요양병상용으로 개편한 DPC데이터의 제출이 시작될 것이다. 그리고 2020년 개정에서는 이 데이터를 토대로 요양병상 의료구분의 대폭적인 개정이 이루어질 것이다.

[참고문헌]

후생노동성, 제10회 중의협 진료수가조사 전문조직 "입원 의료 등의 조사·평가 분과회" 자료(2017년 10월 18일)
http://www.mhlw.go.jp/stf/shingi2/000018067.html

제6절

요양병상과 개호의료원의 창설

2016년 10월 사회보장심의회의 ‘요양병상의 역할 등에 관한 특별부회’(이하 특별부회)가 검토 결과를 정리한 원안을 제시하였다. 이 원안을 토대로 2017년도 말에 폐지하기로 결정된 개호 요양병상 6.3만 병상과 의료 요양병상 가운데 간호배치 25대 1의 8만 병상이 전환하게 될 곳에 대하여 구체적인 의논이 시작되었고 새로운 유형의 개호보험 시설인 개호의료원이 제시되었다.

여기에서는 요양병상 문제와 개호의료원에 대해 살펴보도록 한다.

요양병상의 역사적 경위

요양병상 문제의 역사적 경위를 살펴보도록 하자.

요양병상 문제에 대해서는 제1장에서도 이야기했지만, 그 시작은 약 40년 전으로 거슬러 올라간다. 1973년에 노인복지법 개정으로 노인 의료비가 무료화된 결과, 소위 노인 병원이라 불리는 병원이 전국적으로 급격하게 증가하게 된다. 노인 병원은 의사 및 간호사 배치 인력이 적었는데, 노인 시설을 대신해서 이 병원을 사용한다는 이른바 사회적 입원 문제가 발생하였다.

그리고 제1장의 1에서도 이야기했듯이, 1983년 의료법상의 특례로 배치 인력이 적은 노인 병원을 특례허가 노인병원이라는 이름으로 인정하였다.

이리하여 현재의 의료 요양병상 27.7만 병상, 개호 요양병상 6.3만 병상, 합쳐서 34만 병상이라는 요양병상이 생긴 것이다. 그 후 의료비 총액억제를 주장하는 경제 재정 자문 회의의 의논을 거쳐 개호요양병상을 개호요양형 노인보건시설(전환형 노인보건시설)로 전환하고, 2011년까지 개호 요양병상을 폐지하기로 하였다. 하지만 개호 요양병상에서 전환형 노인보건시설로의 전환은 잘 진행되지 않았고, 폐지 연도도 6년 연장되어 2017년 말로 연장되었다.

그리고 이 개호 요양병상에 대해서는 더 많은 논의가 계속되었다. 특히 2015년도의 개호수가 개정을 둘러싼 논의 가운데 "개호 요양병상에는 의료 필요도가 높은 요개호자가 적지 않다. 개호 요양병상이 현재 맡은 기능은 앞으로도 필요할 것이다."라는 의견이 많았다. 그리하여 새롭게 요양 기능강화형 개호 요양병상을 만들고 이용자의 병태(病態)와 중증도에 따라 A와 B로 나누게 되었다.

또 인원 배치면에서 보면 의료법에서는 요양병상의 간호배치는 4대 1로 되어 있다. 이것은 진료수가 기준으로 환산하면 20대 1이 된다. 즉, 요양병상 25대 1은 의료법의 배치 기준에 맞지 않고, 2017년도 말까지만 인정받게 되었다. 그래서 25대 1의 요양병상 8만 병상과 개호 요양병상 6.3만 병상을 합쳐 14.3만 병상은 2017년 말까지 폐지를 검토하게 되었다.

의료 포함형의 개호의료원

이것을 검토하기 위해 후생노동성은 2015년 7월 '요양병상의 역할 등에 관한 검토회'(이하 검토회)를 의정국, 보험국, 노인건강국(老健局)의 3국 합동으로 개최하여 논의를 시작하였다. 필자도 이 검토회 일원으로 논의에 참여하였다.

검토회는 2016년 1월 요양병상이 전환하게 될 두 가지 유형을 제시하였다. 첫 번째 유형은 의료 기능을 포함한 시설계 서비스(이하 의료 포함형), 두 번째 유형은 의료를 외부에서 제공하는 거주 공간과 의료기관 병설형(이하 의료 병설형)이다. 의료 포함형은 이용자의 의료 필요도에 맞추어 요양 기능강화형 개호 요양병상과 노인보건시설에 상당하는 두 가지 패턴으로 구분하였다. 이러한 제안을 토대로 사회보장심의회 특별부회가 관련 세부 사항을 작성하였고, 그것이 개호의료원을 검토하게 된 된 것이다.

다음으로 특별부회의 검토 결과를 살펴보도록 하자. 우선 의료 포함형은 기본적으로 요개호 고령자의 장기 요양과 생활 시설로서의 성격을 띄고 있고, 이제까지의 개호보험 시설, 즉 개호 노인복지시설(특별 양호 노인 홈), 개호 노인보건시설과 나란히 개호보험 시설로 자리 매김하게 되었다. 단, 이제까지의 개호 요양병상보다는 생활 기능을 중시하는 시설로서 기능하게 될 것이다.

그리고 앞에서 이야기한 것처럼 의료 포함형 시설은 입소자의 상태에 따라 I형과 II형으로 나뉜다. I형은 중독한 신체 질환을 가진 사람, 신체 합병증을 가진 치매 고령자 등 현재의 요양 기능강화형 A, B에 해당하는 사람이 입소하는 시설이다. II형은 I형과 비교하여 질병상태가 비교적 안정된 사람이 입소하는 시설이다.

후생노동성은 각 시설의 입소 대상자를 고려하여, I형은 개호 요양병상 상당(의사 48대 1·3인 이상, 간호 6대 1, 개호 6대 1), II형은 개호 노인보건시설 상당(의사 100대 1·1인 이상, 간호·개호 3대 1, 그 가운데 간호는 2/7 이상)에 해당할 것으로 생각하였다(도표 2-18).

II형은 요양 기능강화형 A, B 정도의 수준은 아니지만 개호 노인보건

도표 2-18 의료 기능을 내포한 시설계 서비스

○ 2017년도말로 설치 기한을 맞이하는 개호 요양병상 등에 대해서는 현재 이러한 병상들이 가진 기능에 주목하여 앞으로 증가가 예상되는 만성기의 의료 · 개호 니즈의 대응, 각 지역에서의 지역포괄케어 시스템의 구축을 위해 지역의 실정 등을 감안할 수 있는 유연성 있는 대책을 확보한 뒤에 그 기능을 유지 · 확보해 나아간다.

<table>
<tr><th rowspan="2"></th><th colspan="2">새로운 시설</th></tr>
<tr><th>(I)</th><th>(II)</th></tr>
<tr><td>기본적 성격</td><td colspan="2">요개호 고령자의 장기요양 · 생활시설</td></tr>
<tr><td>설치 근거
(법률)</td><td colspan="2">개호보험법
※생활시설로서의 기능 중시를 명확화
※의료를 제공하기 위해 의료법의 의료 제공시설로 한다.</td></tr>
<tr><td>주된 이용 대상자</td><td>중독의 신체 질환을 가진 사람 및
신체 합병증을 가진 치매 고령자 등
(요양 기능 강화형A · B상당)</td><td>왼쪽 대상자와 비교하여 병세가
비교적 안정된 사람</td></tr>
<tr><td>시설 기준
(최저 기준)</td><td>개호 요양병상 담당
(참고 : 현행 개호 요양병상의 기준)
의사 48대 1(3명 이상)
간호 6대 1
개호 6대 1</td><td>~ 개호 노인보건시설 상당 이상
(참고 : 현행 개호 노인보건시설의 기준)
의사 100대 1(1명 이상)
간호, 개호 } 3대 1
※그 가운데 간호 2/7 정도</td></tr>
<tr><td></td><td colspan="2">※의료기관에 병설된 경우 인원 배치 기준의 탄력화를 검토.
※개호수가에 대해서는 주된 이용 대상자 등을 감안하여 적절하게 설정. 구체적으로는 개호 급여 분과회에서 검토.</td></tr>
<tr><td>면적</td><td colspan="2">개호 노인보건시설 상당(8.0m²/병상)
※병상 수가 많은 병실의 경우에도 가구나 파티션 등으로 공간을 나누는 등 프라이버시를 배려한 요양 환경 정비를 검토.</td></tr>
<tr><td>저소득자에 대한 배려
(법률)</td><td colspan="2">보충 급여 대상</td></tr>
</table>

출처 : 사회 보장 심의회_요양병상의 올바른 역할 등에 관한 특별부회, 2016년 12월 20일

시설보다 의료의 필요성이 높은 이용자의 입소를 예상한다. 위의 내용을 정리하면 의료 포함형의 I형, II형, 개호 노인보건시설 순으로 입소자의 의료 필요도가 높을 것이다.

또 의료 포함형이라고 하더라도 생활 기능을 중시하기 때문에 I형과 II형 둘 다 개호 노인보건시설에 상당하는 1침상당 8.0㎡의 면적 기준을 설정하게 되었다. 단 현행 시설의 원활한 전환을 촉구하기 위해 대규모 수선까지는 6.4㎡의 침상 수가 많은 방도 인정하기로 하였다. 그리고 의료 포함형은 개호보험 시설의 한 유형이기 때문에 저소득자 대책인 식비, 거주비 일부가 보험에서 급여되는 보충 급여의 대상이 되었다.

그리고 의료 포함형 개호보험 시설의 명칭도 문제가 되었다. 예전에 개호 요양병상이 개호 노인보건시설로 전환이 되지 않았던 이유 중의 하나가 바로 이 명칭 문제 때문이다.

병원장은 의사이다. 이번에 의료 포함형 개호보험 시설은 병원 내 시설이 되기 때문에 원장이 시설장을 겸임하게 되는 사례가 발생한다. 그러면 의사인 원장이 개호 노인시설의 시설장을 겸임하게 되는 것이다. 하지만 의사는 시설장이라는 명칭을 좋아하지 않는다. 그래서 개호의료원으로 하면 원장이라는 호칭을 그대로 사용할 수 있기 때문에 고육지책으로 이 명칭을 사용하게 된 것이다.

의료 병설형 거주 공간

다음으로는 의료 병설형이라는 유형을 살펴보도록 하자.

의료의 필요성이 다양하고 병세가 비교적 안정된 사람이 거주 대상이 되고 있다. 또 의료 병설형은 어디까지나 의료기관과 거주 공간이 동일 건물 내의 병설이라는 형태로 생각되고 있다. 예를 들면 의료 요양병상

25대 1이 의료법상의 간호배치[1] 4대 1 기준에 미달할 경우, 일부 병동을 거주 공간으로 하고 남은 병동에 인원을 집중시켜서 간호배치 4대 1 기준을 달성하려고 하는, 즉 진료 수가상의 간호배치 20대 1의 의료 요양병상으로 계속 운영하는 형태가 있다.

또 거주 공간의 시설 기준에 대해서 원안에서는 특정 시설 입소자 생활 개호(개호 케어 포함 유료 노인 홈)가 참고로 거론되었고, 면적 기준에 대해서도 현행의 유료 노인 홈의 면적 기준 13㎡가 거론되었다. 단, 유료 노인 홈 등의 개호보험 시설 이외의 유형을 병설했을 경우에는 저소득자에 대한 보충 급여 대상이 될 수는 없다. 또 동시에 개인실일 필요가 있는데 특별부회 위원 중에서는 병상 수가 많은 방을 요구하는 의견도 적지 않았다.

이 외에도 의료 병설형 거주 공간에 대해서는 여러 가지 이용 방법이 있을 것이다. 예를 들면 일본 간호협회는 간호 다기능 소규모 시설로의 전환을 주장하고 있기도 하다.

개호의료원으로 전환

의료 포함형 즉 의료 내장형, 의료 병설형을 선택할까, 아니면 종래의 의료 요양병상이나 개호 노인보건시설을 어떤 조합으로 선택할까는 개설자의 경영 판단에 따라 달라질 것이다. 하지만 개호의료원의 수가 수준과 상세한 시설 기준은 2018년 4월의 동시 개정에서 처음으로 명확해지기 때문에, 그때까지 개설자들은 어느 유형을 선택할지 판단을 할 수 없

1) 간호배치 : 간호배치에는 의료법상의 간호배치 기준과 진료수가상의 간호배치 기준이 있고, 서로 산출하는 방법이 다르다. 참고로 의료 요양병상의 20대 1 간호배치 기준은 의료법상의 4대 1 간호배치에 상당한다.

을 것이다. 그래서 동시 개정 후에 일정 기간의 경과 조치를 취하는 것이다. 특별부회에서도 쿠로다 의료 개호 연계 정책 과장은 제7기 개호보험 사업계획(2018~2020년도) 3년간을 활용해서 이행을 추진하는 것은 어떨까 하는 의견을 내놓았지만, 검토 결과 제7기와 제8기에 걸쳐 6년 동안 경과조치 기간을 두기로 하였다(도표 2-19).

단, 요양병상에서 개호의료원으로 전환할 경우는 제7기 3년간의 경과 조치 기간에 이행하는 쪽이 좋을 것이다. 이번 개호수가 개정에서도 3년간의 경과 조치 기간에 이행을 촉진하기 위해서 개호의료원에는 요양 환경과 의료 요구(Needs)에 상응하는 높은 가산을 산정한다.

또한 일반병상 등이 개호의료원으로 전환하는 경우는 필자가 참여한

도표 2-19 새로운 시설에 관한 법 정비를 실시할 경우의 스케줄

ㅇ 새로운 시설을 창설할 경우에는 설치 근거 등에 대하여 법 정비가 필요
ㅇ 이런 경우에는 2017년도말로 설치 기한을 맞이하는 개호 요양병상에 대해서는 현장의 의료 관계자와 환자들의 이해를 얻어 기한을 설정하면서 준비를 위한 경과기간을 설정하는 것이 중요

【예】 가령 새로운 시설에 관한 법 정비를 실시하게 될 경우의 스케줄(이미지)

※새로운 유형에 대해서 구체적인 진행 절차를 알 수 있는 자료를 제출해야 한다는 위원의 요구가 있어서 작성한 것

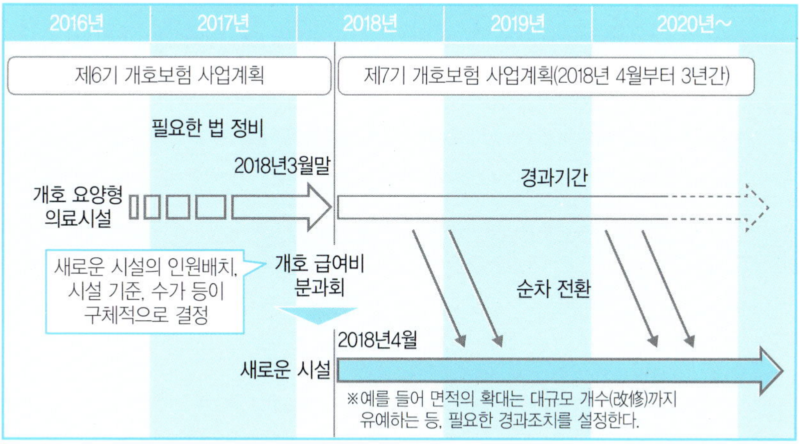

출처 : 사회 보장 심의회_요양 병상의 올바른 역할 등에 관한 특별부회, 2016년 12월 20일

검토회에서 화제가 되었다. 어디까지나 이번 검토 내용은 요양병상으로부터 전환하게 되는 경우가 주요 과제였고 일반병상, 예를 들어 13대 1이나 15대 1에서 전환하는 것은 원래 고려하지 않고 있었다. 하지만 의료포함형의 개호 시설 수가 체계에 따라 달라지겠지만 일반병상의 개설자에게 이 유형은 선택할 수 없다고 하면 새로운 유형으로의 신규 참여를 저해할 수도 있다. 이 문제에 대하여 이와무라 마사히코 위원(도쿄대학 대학원 법학정치학연구과 교수)은 개호 요양으로부터의 전환이 우선 되는 것은 이해할 수 있지만, 신설 등을 인정하지 않는 기간은 최대 3년정도일 것이라고 이야기하며, 경과 기간 후 새로운 유형에 대해 일반병상에도 개방하는 것도 좋다는 의견을 내놓았다.

하지만 개호보험 재정 관점에서 보면 이러한 새로운 유형의 확대는 지방자치단체의 개호 재정 부담을 초래할지도 모르고, 지방자치단체 측이 쉽게 인정하지 않을 수도 있을 것이다. 이 부분이 앞으로 논의의 주안점이 될 것이다.

[참고문헌]

후생노동성, 사회보장심의회 요양병상의 역할 등에 관한 특별부회 자료, 2016년 12월 20일

https://www.mhlw.go.jp/stf/shingi2/0000146258.html

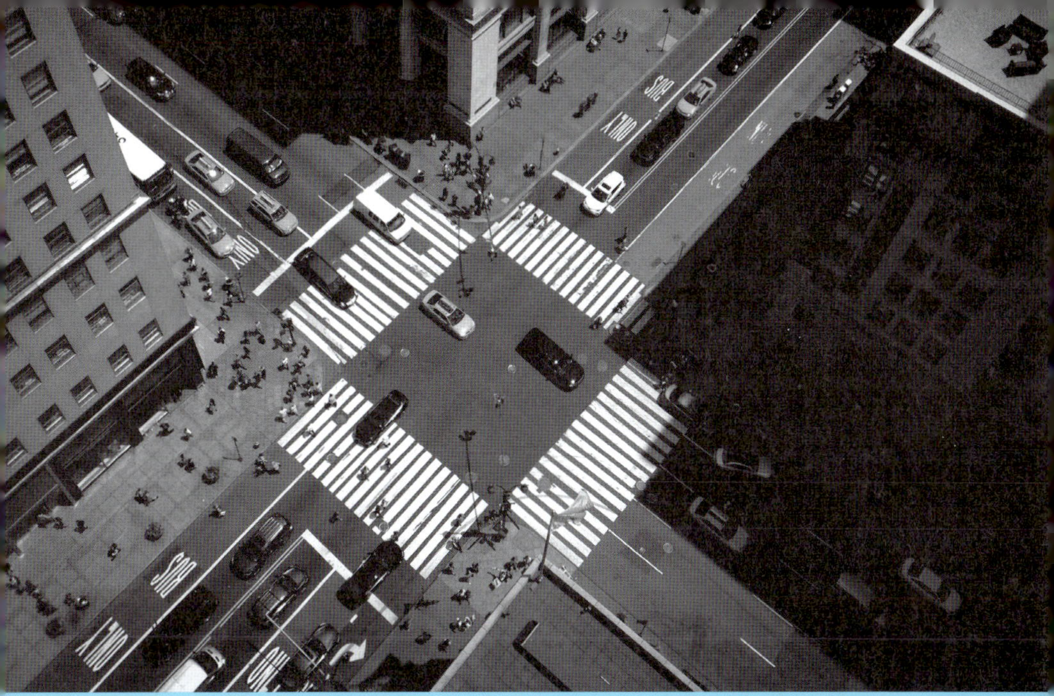

제3장

의료와 개호의 교차로

제1절

의료와 개호의 연계 - 미토리와 방문간호

2018년은 6년에 1번 진료수가와 개호수가가 동시에 개정되는 해이다. 2017년 4월부터 동시 개정을 위해 진료수가 개정을 준비하는 중의협, 개호수가 개정을 준비하는 사회보장심의회와 개호 급여비 분과회의는 논의를 활발히 진행해왔다. 특히 이번 동시 개정은 의료와 개호의 연계 시스템을 생각하는 데 있어서 둘도 없는 좋은 기회라고 볼 수 있다. 또한 이번 동시 개정은 단카이 세대가 후기 고령자가 되는 2025년이 되기 전에 의료와 개호의 연계 시스템을 구축할 수 있는 마지막 기회라고도 할 수 있다.

이를 배경으로 2017년 3월 22일과 4월 19일에 중의협과 개호 급여비 분과회의 위원들이 도쿄도 내에 모여 '의료와 개호 연계에 관한 의견 교환'(이하 의견 교환)을 개최하였다. 지금부터는 이 의견 교환의 주제가 된 미토리, 방문간호 등에 대한 의료와 개호의 연계가 마주한 과제에 대해 살펴보도록 한다.

의료와 개호의 연계에 관한 의견 교환

의료와 개호 서비스를 연계하여 제공하는데 있어서 ① 퇴원지원, ② 일상 요양 지원, ③ 응급시의 대응, ④ 미토리라는 네 가지 영역이 가장 중요하다. 도표 3-1은 이 네 가지 영역을 도식화한 것이다. 이들은 의료와 개호의 케어 사이클 안에서 의료와 개호의 밀접한 연계가 요구되는 영역이다.

의견 교환에서는 (1) 미토리, (2) 방문간호, (3) 재활 훈련, (4) 관계자와 관계 기관의 조정 및 연계라는 4개의 개별적인 주제를 다루었다.

여기에서는 이 중에서 (1) 미토리와 (2) 방문간호를 의료와 개호의 연

도표 3-1 의료와 개호의 연계가 요구되는 4가지 국면

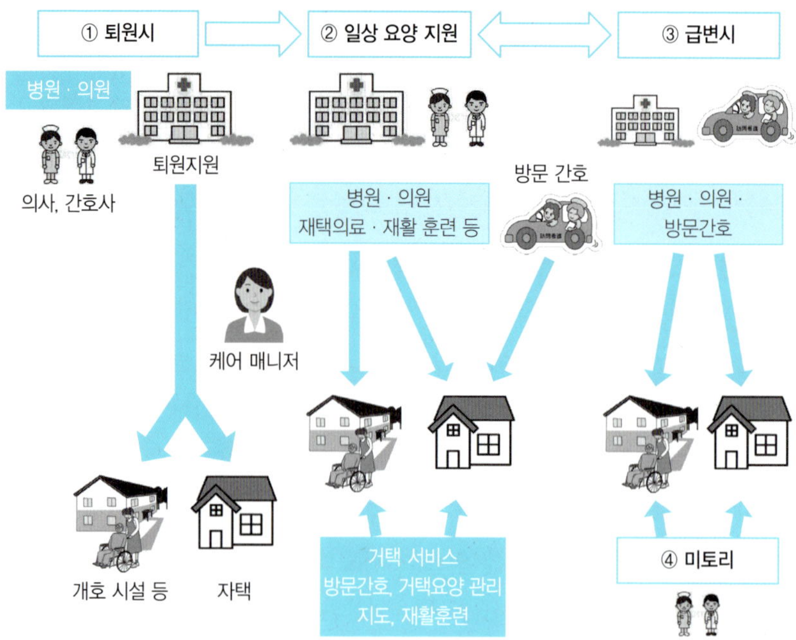

계 관점에서 살펴보기로 하자.

미토리

의견 교환회에서는 '미토리'에 대한 과제가 거론되었다. 지역의료구상에서 이야기하는 2025년을 향한 시뮬레이션의 내용 가운데, 2025년 시점에서 약 30만 명의 재택의료 환자의 증가를 전망하였다. 또한, 2025년의 연간 총사망자 수는 154만 명으로 지금보다 26만 명이나 증가할 것으로 예상한다. 그리고 국민의 약 60%가 '자택에서의 요양'을 바라고 있지만, 미토리는 현재 의료기관에서 실시되는 경우가 80%를 차지한다.

이러한 가운데 재택에서의 미토리를 활성화하기 위해서 진료수가와 개호수가에서는 재택 미토리에 대한 가산을 순차적으로 정비해왔다. 예를 들면, 진료수가에서는 재택환자방문진료료의 재택 터미널(임종간호)케어 가산이나 미토리 가산 등을, 개호수가에서는 개호 복지 시설 서비스비의 미토리 개호 가산, 개호보험 시설 서비스비의 터미널케어 가산 등을 정비하였다.

이러한 여러 정책을 폈음에도 불구하고, 아직도 미토리에 관한 과제는 많이 남아 있다. 당면한 과제를 ① 재택, ② 개호보험 시설, ③ 의료기관으로 나누어 살펴보도록 하자.

우선 ① 재택에서는 "암 이외의 환자는 미토리의 시기를 예측하기 어렵고, 개별적으로 대응을 해야 한다는 점에서 미토리에 대한 대응이 미흡하다"는 것이 지적된다.

또 재택에서 요양 중인 환자에 대해서 사망일 혹은 사망 전 14일 이내에 2회 이상의 왕진이나 방문진료를 하고, 그 환자가 재택에서 사망했을 경우에는 재택 환자 방문진료비에 '재택 터미널케어 가산'(기능강화형의 재택 요양 지원 병원에서는 6,000점)을 산정할 수 있다. 그러나 재택 요양 중인 환자가 '의료기관에서의 미토리'를 희망했을 경우에는 방문진료나 왕진 등을 실시하는 주치의와 환자가 입원한 의료기관의 의사 사이에 긴밀한 정보 연계를 하고 있더라도 현재의 진료수가 체계 안에서 평가받지 못한다.

이 문제를 해결하기 위해 2018년도 개정에서는 "결과(재택에서의 사망)만 보는 것이 아니라 임종간호나 미토리의 실질적인 과정도 평가한다"라는 방침이 제안되었다.

다음으로 ② 개호보험 시설(특별 양호 노인 홈이나 유료 노인 홈 등의 개호보험 서비스를 제공하는 시설)의 미토리에 대해서 살펴보도록 하자. 특별 양호 노인 홈 중에는 미토리 자체를 실시하지 않는다는 방침을 가진 곳이 10% 이상이다. 또 유료 노인 홈은 부담감 때문에 미토리를 실시하지 않고, 미토리를 해야 할 경우에는 이용자를 병원으로 옮기는 경우도 있다.

이런 일이 발생하는 이유 중의 하나가 바로 이용자 사망 시의 사망 진단서 문제이다. 후생노동성은 특별 양호 노인 홈이 미토리를 하지 않는 이유에 대해서 "의사법 제20조가 걸림돌이 되고 있다"라는 의견을 제시하였다. 제20조는 '의사의 진찰 후 24시간 이내의 사망에 관하여 규정'한 조항으로, 사망 시에 의사의 입회가 없는 경우도 사망 후에 다시 진찰하고, 생전에 진료해왔던 질환과 관련된 죽음이라고 판정할 수 있는 경우는 사망 진단서를 작성할 수 있다는 것이 올바른 해석이다. 그러나 진찰 후 24시간을 초과한 뒤의 사망은 '이상사(異常死)로 경찰에 신고가 필요하고, 담당 의사가 사망 진단서를 작성할 수 없다'는 것으로 오해하는 경우가 비일비재하다.

특별 양호 노인 홈의 경우에는 배치된 의사의 약 80%가 외부의 비상근 의사여서, 시설 내에서 이용자가 사망했을 경우에 의사가 입회하는 경우가 드물다. 그래서 후생노동성은 특별 양호 노인 홈 가운데 일부 시설이 미토리를 실시하지 않는 이유가 위와 같이 법을 잘못 해석했을 가능성이 크다고 지적하였다.

③ 의료기관에서의 미토리도 해결해야 할 과제가 있다. 의료기관의 미토리는 환자나 가족과의 정보 공유 부족으로 인해 '연명을 희망하지 않는다'라는 환자의 희망에 맞지 않는 연명 치료가 실시되고 있을 가능성이 있다. 또 암 진료 연계 거점병원 이외에서 실시되는 완화 케어의 상황이 제대로 파악되고 있지 않다는 점도 과제이다.

이러한 과제를 해결하기 위해 후생노동성 보험국 의료과의 사코이 과장은 2018년 동시 개정을 준비하는 과정에서 다음과 같은 사항에 대하여 검토할 것을 제안하였다.

1) 자택에서의 미토리

- 암 이외의 환자가 미토리 시기에 들어갈 경우 의료의 개입
- 말기 암 환자에게 서비스를 제공하는 데 있어서 의료직과 케어매니저와의 연계 강화

2) 개호보험 시설에서 미토리

- 특별 양호 노인 홈이나 거주형 서비스가 제공해야 하는 의료의 범위
- 외부 의료기관이 특별 양호 노인 홈 등의 입소자에게 제공해야 하는 의료의 범위

3) 의료기관에서의 미토리

- 의료기관에서의 미토리를 희망하는 환자에게 의료기관을 포함한 재택의료 관계자 및 관계 기관 간의 정보 공유와 의료기관이 제공해야 하는 의료의 범위
- 완화 케어의 올바른 서비스 제공 방식

※ 2018년 개정에서는 개호보험 시설의 미토리를 강화하기 위해 ① 특별 양호 노인 홈에 배치된 의사가 야간에 미토리를 목적으로 입회할 수 있도록 개호수가 가산을 신설하였고, ② 외부 의료기관과 특별 양호 노인 홈이 협동하여 미토리를 실시할 수 있도록 개호수가와 진료수가의 미토리 가산 산정을 두 곳 모두에게 인정하는 것으로 변경하였다.

방문간호 스테이션

방문간호 스테이션을 살펴보기 전에 먼저 방문간호와 관련된 의료보험과 개호보험의 관계를 알아보도록 하자.

방문간호는 의료보험과 개호보험이 모자이크 모양처럼 복잡하게 얽혀 있어서 의료와 개호의 관계를 먼저 이해할 필요가 있다. 원칙적으로 방문간호는 이용자가 개호보험 대상자일 경우에 개호보험 쪽의 급여가 의료보험 급여보다 우선적으로 지급되게 되어 있다. 단, 악성 종양 말기, 난치병 환자, 갑작스러운 증세 악화 등에 따라 주치의의 지시가 있는 경우에 한정하여 의료보험의 급여 대상이 된다. 그래서 방문간호 이용자는 의료보험에서의 급여가 17.1만 명, 개호보험에서의 급여가 39.6만 명이다.

방문간호 스테이션의 사업소 수를 보면 최근 5년간 1.4배 증가를 했고,

2016년을 기준으로 의료보험의 방문간호 스테이션은 8,613개, 개호보험의 방문간호 스테이션은 8,484개이다. 한편, 의료보험의 방문간호를 하고 있는 병원, 의원은 4,284개이고, 개호보험의 방문간호를 하고 있는 병원, 의원은 1,629개이다. 개호보험에서 방문간호를 하고 있는 병원, 의원수는 감소하는 추세이다(도표 3-2).

특히 병원이나 의원에서 병설한 방문간호 스테이션의 감소 현상이 눈에 띄는데 의견 교환에서는 전일본병원협회의 이노구치위원이 병원과 의

도표 3-2 방문간호 실시 사업소 · 의료기관 수의 연차 추이

○ 방문간호 스테이션 수는 최근 증가 경향이 두드러진다. 방문간호를 실시하는 병원 · 의원은 의료보험에서 실시하는 병원 · 의원이 많고, 개호보험을 산정하는 병원 · 의원은 감소 경향에 있다.

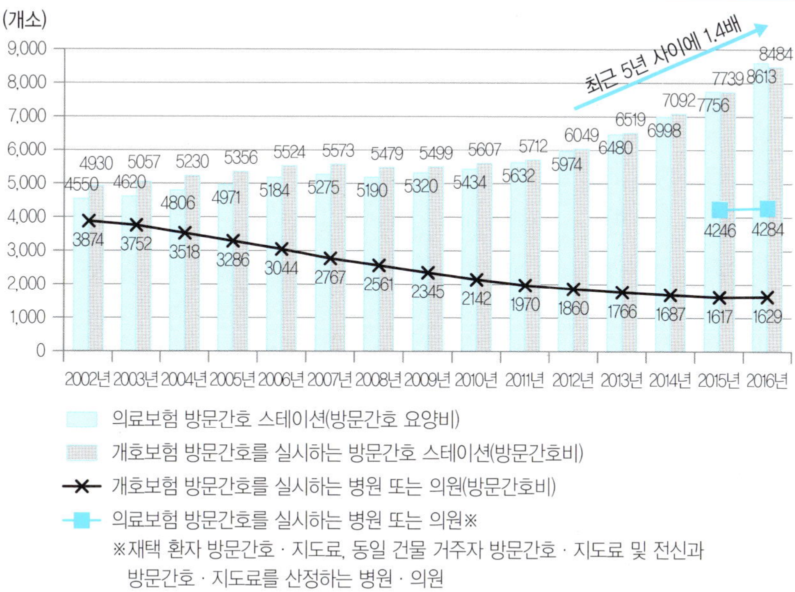

출처 : 「의료비의 동향 조사」의 개산(概算)의료비 데이터 베이스(각 연도 5월 심사분), NDB데이터(각 연도 5월 진료분), 「개호 급여비 실태 조사」(각 연도 4월 심사분), 중앙 사회 보험 의료 협의회, 의료와 개호에의 연계에 관한 의견 교환, 2017년 3월 22일

원에서 실시하는 방문간호는 "무슨 일이 생겼을 때 입원 서비스를 제공하거나, 환자를 쉽게 도울 수 있다"고 하며 그 유용성에 관해 이야기하였다. 이와 함께 병원과 의원에서 실시하는 방문간호 수가와 방문간호 스테이션에서 실시하는 방문간호의 수가에 차이가 있음을 지적하고 유용성을 살리기 위해서는 이를 재검토해야 한다고 언급하였다. 예를 들어, 개호보험에서는 병원과 의원에서 실시하는 방문간호의 개호보험 수가는 방문간호 스테이션의 수가와 비교했을 때 전반적으로 낮게 책정되어 있고, 30분 미만으로 실시할 경우에는 71단위가 낮은 392단위로 책정된다. 이러한 점수의 격차가 다음 수가 개정에서는 시정되기를 바란다고 하였다.

의견 교환에서는 이러한 '방문간호'에 대하여 후생노동성이 검토해야 할 과제로 다음의 3가지가 제시되었다.

① 방문간호 스테이션의 사업 규모 확대나 병원·의원이 실시하는 방문간호의 확대

② 방문간호와 그 외 서비스를 조합한 복합형 서비스의 제공 추진

③ 방문간호 24시간 대응이나 갑작스러운 증세 악화 시의 대응

다음 개정에서는 위와 같은 내용을 검토하여 다음 사항이 평가될 것이다.

- 의료기관 병설형 스테이션은 단독형 스테이션에 비교해 중증 환자에게 대응하고, 연수를 실시할 수 있는 기능을 가지고 있기 때문에 이 부분을 평가한다.
- 의료기관에 입원하기 전에 방문간호 스테이션이 의료기관에 정보를 제공할 경우에 이를 평가한다.

[참고문헌]

후생노동성, 제1회 의료와 개호의 연계에 관한 의견 교환, 2017년 3월 22일

http://www.mhlw.go.jp/stf/shingi2/0000155666.html
후생노동성, 제2회 의료와 개호의 연계에 관한 의견 교환, 2017년 4월 19일
http://www.mhlw.go.jp/stf/shingi2/0000162533.html

제2절

재택의료의 재검토

2016년도 진료수가 개정에서는 '지역포괄케어시스템의 추진과 의료 기능의 분화·강화, 연계에 관한 시점'이 중점 과제로 거론되었고, '질 높은 재택의료와 방문간호의 확보'가 개혁의 기본적인 시점과 구체적인 방향성 안에 포함되었다.

여기에서는 이 재택의료에 관하여 ① 재택의료를 전문적으로 제공하는 의료기관, ② 재택의료의 질에 따른 평가, ③ 동일 건물 감산, ④ 주치의 기능에 대해서 살펴보도록 한다.

재택의료를 전문적으로 제공하는 의료기관

우선 '재택의료를 전문적으로 제공하는 의료기관(①)'에 대해서 살펴보도록 한다.

방문진료 실태를 자세히 들여다보면, 의원의 약 30%가 방문진료의 대부분을 담당하고 있고, 게다가 일부이긴 하지만 이들 중에는 100명 이상의 재택 환자를 진료하는 곳도 있다.

이러한 재택의료를 전문적으로 제공하는 의료기관은 방문진료만을 하고, 외래 진료는 하지 않는 곳도 많다. 그러나 건강보험법의 취지에 따르면, 모든 보험 의료기관은 환자의 자율적 접근성을 보장하는 관점에서 외래 수요에 대한 대응 체제를 갖추는 것이 기본적인 원칙이다. 그래서 "(외래 진료를 제공하지 않고) 재택의료만을 전문적으로 제공하는 보험 의료기관은 인정하지 않는다"는 것이 원칙이었다. 하지만 이 규정의 적용은 지방 후생국에 따라 지도 내용이 다르고, 전국에 일률적으로 적용할 기준 지침이 규정되어 있지 않다. 그래서 외래 진료에 대한 수요가 있음에도 외래 진료는 하지 않고, 오직 재택의료만 제공하는 의원이 늘어나게 되었다.

2014년 6월에 각의 결정된 규제 개혁 실시 계획에서는 재택의료 전문 의료기관의 올바른 운영 방안에 관하여 2014년 이내에 결론을 내리고, 필요한 조치를 취하기로 결정하였다. 2015년 2월 중의협에서는 "재택의료를 전문적으로 실시하는 의료기관은 경증 환자들만을 모아 진료하는 등의 폐해가 있을 수 있다", "주치의는 일반 의료 제공의 연장 선상에서 재택의료를 제공하는 것이 기본이다"라는 의견과 앞으로 많이 증가할 재택의료의 요구(Needs)에 대응하기 위해서는 "재택의료의 공급 체제 확보를 생각하여, 유연하게 대응해야 한다"라는 반대 의견도 있었다.

재택의료를 전문적으로 제공하는 의료기관의 과제로 진료수가의 개정 요구와 다음의 개정 주안점이 제시되었다.

재택의료의 질 평가

경증 환자만 진료하는 폐해에 대한 대응책으로서 '재택의료의 질 평가

(②)'가 거론되었다. 후생노동성은 미토리 건수, 요개호도별 환자 비율 등에 대한 조사를 통해 평가하였다. 조사 결과에 따르면 재택의료를 전문적으로 제공하는 의료기관에서도 미토리를 적극적으로 제공하는 곳과 제공하지 않은 곳으로 나뉠 수 있다는 것을 알게 되었다. 또한 그 진료 행위도 말기 환자에게 '진정제의 지속 피하 투여', '흉수, 복수 천자', '몰핀 피하 주사' 등을 적극적으로 실시하는 곳과 실시하지 않는 곳으로 양극화되어 있었다. 또한 요개호도 3 이상의 재택 환자가 60%를 차지하는 의료기관도 있었지만 요개호도가 낮은 환자가 대부분인 의료기관도 있었다.

이러한 조사 결과를 토대로 후생노동성은 질 높은 재택의료를 평가하기 위하여, 재택의료에 대하여 장기간에 걸쳐 의료상의 관리가 필요한 질환 목록 '별표 7'과 처치 목록 '별표 8'을 이용하여, 이러한 별표에 열거된 질환의 해당 여부에 따라 환자를 2단계로 나누어 재택의료를 평가하는 것을 제안하게 되었다(도표 3-3).

동일 건물 감산

동일 건물 감산(요점 ③)에 관한 후생노동성의 조사 결과에 따르면, 재택의료를 전문적으로 제공하는 의원은 "재택의 환자를 중심으로 진료하고 있다"는 의원과 "고령자 주택 등의 동일 건물 내의 환자를 중심으로 진료하고 있다"는 의원으로 나뉜다.

동일 건물 내의 환자에 대해서는 2013년에 의원 개설자의 친척이 경영하는 고령자 주택 입주자 300명 만을 대상으로 방문진료(1일당 37명, 1인당 진료 시간 5~10분, 1개월 당의 방문 횟수 4~5회)를 했던 사례 등이 중의협 안에서도 문제시되었다. 이처럼 비교적 경증 환자를 단시간에

도표 3-3 장기에 걸쳐 의학 관리의 필요성이 높은 질병 · 처치 등

ㅇ 재택의료 등에서는 장기에 걸쳐 의학 관리의 필요성이 높다고 평가받고 있는 질병 · 처치 등으로 다음과 같은 항목을 들고 있다.

		별표 7※	별표 8※※	왼쪽과 다른 의료구분2 · 3 가운데 장기에 걸쳐 관리를 필요로 하는 상태 등
장기에 걸쳐 의학 관리의 필요성이 높은 질병 · 처치 등	계속적인 의학 관리가 필요한 처치 등	• 인공호흡기 사용	• 중심 정맥 영양 • 인공호흡 • 기관 절개 • 산소요법 • CPAP • 기관 캐뉼라/유치 카테터 사용 • 자기복막투석 • 혈액투석 • 경관영양 등 • 자기 도뇨 • 자기 동통 관리 • 인공 항문/인공 방광	• 중심 정맥 영양 • 인공 호흡기 • 기관 절개 등 • 산소 요법 • 투석 • 경장 영양
	장기에 걸쳐 요양이 필요한 질병	• 스몬 • 헌팅턴병 • 다계통위축증 • 리소솜축적병 • 숨뇌근육의 위축 • 경수 손상 • 다발성 경화증 • 프리온 • 진행성 Muscular Dystrophy • 부신백질 Dystrophy • 만성 염증성 탈수초성 다발성 신경병증 • 중증 근무력증 • 척수 소뇌 변성증 • 파킨슨병 관련 질환 • 아급성 경화성 전뇌염 • 척수성근위축증 • 말기 악성종양 • 후천성 면역 부전증후군	• 악성 종양 • 폐고혈압증 • 욕창(진피를 넘는다)	• 스몬 • Muscular Dystrophy • 다발성 경화증 • 근위축성측색경화증 • 파킨슨병 관련 질환 • 그 외의 난치병 • 악성 종양 • 척수 손상 등 • 욕창
단기적으로 병태가 증악한 상태 등			• 점적 주사	
그 외		별표 7 · 8에 해당하지 않는 또는 의료 구분 1에 해당하는 상태		

※별표7 : 재택 환자 방문 지도료로 주4회 이상의 방문진료가 가능　※※ 별표8 : 퇴원시 공동 지도료로 특별한 관리를 필요로 하는 상태 등으로 평가

출처 : 중앙 사회 보험 의료 협의회, 2015년 11월 11일

여러 번 방문진료하더라도 재택시 의학종합관리료(월 2회 방문 5,000점)를 청구할 수 있다. 이러한 도덕적 해이를 방지하기 위해 2014년도 진료수가 개정에서는 동일 건물 감산 조치가 이루어졌고, 재택시 의학종합관리료는 동일 건물일 경우 거의 4분의 1로 감액되는 조치가 이루어졌다.

하지만 이에 대해 재택의료를 전문적으로 제공하는 의료기관이나 고령자 주택 측이 반발하게 되었고, 국회 안에서도 문제가 되었다. 이러한 일이 있었던바, 후생노동성은 "한 달에 1번이라도 동일 건물 이외의 방문진료료를 산정하고 있으면 동일 건물 감산 조치를 취하지 않는다"는 완화 정책을 마련하였다.

그러나 이러한 완화 정책을 악용하여 일부러 방문 일정을 조정하는 사례가 빈번하게 발생하였다. 후생노동성은 "이러한 완화 정책이 오히려 비효율적인 의료를 유발하고 있다"는 문제를 제기하고, 2016년도 개정에서는 이에 대한 시정 조치를 취하였다. 구체적으로 동일 건물 내의 진료 환자 수가 1명일 경우, 2~9명일 경우, 10명 이상일 경우로 나누었다. 그리고 앞에서 이야기한 별표 7과 별표 8에 의한 중증도, 1개월 2회 방문과 1회 방문에 따라 매트릭스를 작성하였고, 각 부분에 대한 점수를 설계하였다(도표 3-4).

주치의 기능

주치의 기능(요점④)은 2014년도 진료수가 개정에서 도입된 외래에서의 주치의 기능을 평가하는 포괄 점수로 지역포괄진료료(월 1회 산정 1,503점)와 지역포괄진료가산(1회당 20점)이라는 2종류의 수가가 있다.

지역포괄진료료는 의원과 200병상 미만의 병원에서 산정할 수 있고, 고혈압, 당뇨병, 이상지질혈증, 치매 가운데 2개 이상을 가진 환자에게

도표 3-4 재택시 의학종합관리료(2016년도~)

① 기능 강화형 재택 지원 의원(병상 있음) 기능 강화형 재택 지원 병원		월 2회 이상의 방문		월 1회 방문
		중증 환자	중증 환자 이외	
단일건물 진료환자	1명	5,400점	4,600점	2,760점
	2~9명	4,500점	2,500점	1,500점
	10명 이상	2,880점	1,300점	780점

② 기능 강화형 재택 지원 의원(병상 없음) 기능 강화형 재택 지원 병원		월 2회 이상의 방문		월 1회 방문
		중증 환자	중증 환자 이외	
단일건물 진료환자	1명	5,000점	4,200점	2,520점
	2~9명	4,140점	2,300점	1,380점
	10명 이상	2,640점	1,200점	720점

③ ①②이외의 재택 지원 의원 · 재택 지원 병원		월 2회 이상의 방문		월 1회 방문
		중증 환자	중증 환자 이외	
단일건물 진료환자	1명	4,600점	3,800점	2,280점
	2~9명	3,780점	2,100점	1,260점
	10명 이상	2,400점	1,100점	660점

④ 그 외의 보험 의료기관		월 2회 이상의 방문		월 1회 방문
		중증 환자	중증 환자 이외	
단일건물 진료환자	1명	3,450점	2,850점	1,710점
	2~9명	2,835점	1,575점	945점
	10명 이상	1,800점	850점	510점

출처 : 중앙 사회 보험 의료 협의회 총회, 2017년 11월 10일

복약 지도와 생활 관리 외에 재택의료 등을 제공하는 것을 요건으로 정하고 있다. 지역포괄진료가산은 의원에만 산정이 가능하며 주로 복약 지도나 생활 관리에 대한 평가이다.

후생노동성의 조사에 따르면, 2014년도 개정으로부터 1년 3개월이 지난 2015년 7월 시점까지 지역포괄진료료는 93개 시설이, 지역포괄진료가산은 4,713개 시설이 산정하는데 그쳤으며, 그 수가 더 늘어날 것 같지는 않았다.

이러한 상황을 바탕으로 후생노동성은 지역포괄진료료와 지역포괄진료가산의 산정 대상으로 '고혈압증, 당뇨병, 고지혈증 이외의 질환을 가진 치매 환자'를 포함하자는 제안을 하였다. 이 제안으로 앞으로 늘어날 것으로 보이는 치매 환자에 대한 종합적인 치료와 관리 서비스가 가능해질 것이고, 결과적으로 중복 진료나 다약제(多剤), 장기 투여의 적정화에도 좋은 영향을 줄 것으로 기대하고 있다.

방문간호 스테이션

마지막으로 방문간호 스테이션의 2016년도 개정 항목을 살펴보도록 한다.

2014년에 도입된 기능강화형 방문간호 스테이션은 미토리 건수, 중증 이용자 수, 케어매니저 배치 등의 요건을 충족하고, 상근 간호사 수가 7명 이상이면 기능강화형 방문간호관리요양비 1(12,400엔), 상근 간호사 수가 5명 이상이면 기능강화형 방문간호관리요양비 2(9,400엔)라는 아주 높은 평가를 받았다(도표 3-5).

그러나 기능강화형 방문간호 스테이션 수는 부진을 면치 못하였다. 2015년 기능강화형 방문간호 스테이션의 수는 308개로, 전국 방문간호 사업

도표 3-5 재택의료를 담당하는 의료기관의 확보와 질 높은 재택의료

기능강화형 방문간호 스테이션의 평가②

▶재택의료를 추진하기 위해 24시간 대응, 터미널케어, 중증도가 높은 환자의 담당, 거택 개호 지원 사업소의 설치 등 기능이 높은 방문간호 스테이션을 평가한다.

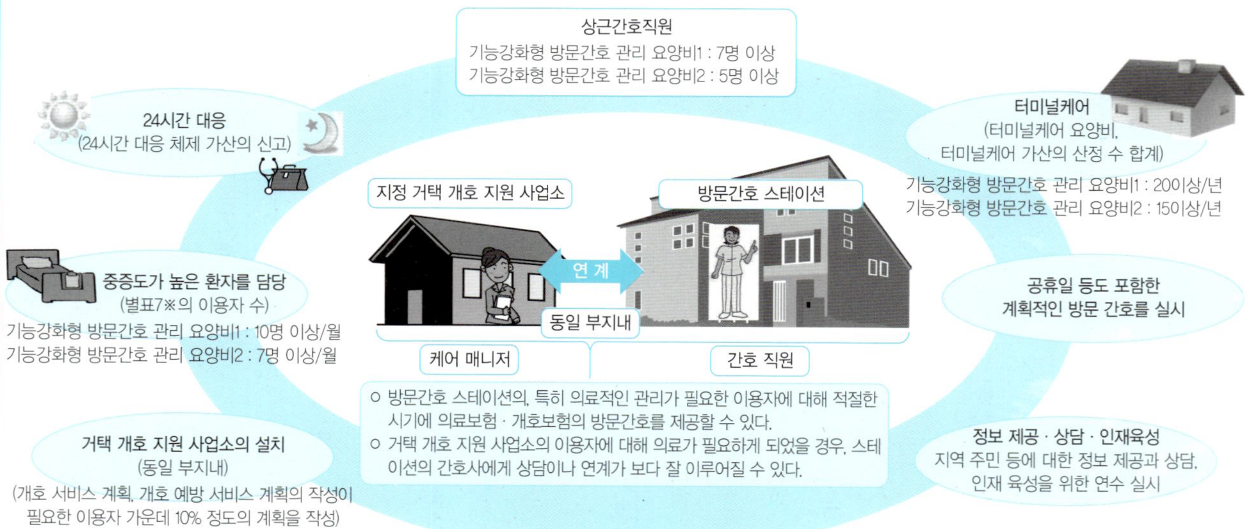

※ 특게(特揭) 진료료의 시설기준 등 · 별표 제7에서 언급한 질병 등
말기의 악성 종양, 다발성 경화증, 중증 근무력증, 스몬, 근위축성측색경화증 , 척수 소뇌 변성증, 헌팅턴병, 진행성 Muscular Dystrophy, 파킨슨병 관련 질환(진행성 핵상성 마비, 대뇌피질 기저핵 변성증 및 파킨슨 병(Hoehen & Yahr의 중증도 분류가 스테이지 3이상이고 생활 기능 장애도가 Ⅱ 도 및 Ⅲ도에 한한다.), 다계통 위축증(선조체 흑질 변성증, 올리브다리뇌소뇌위축 및 샤이 드래거 증후군), 프리온, 아급성 경화성 전뇌염, 리소솜축적병, 부신백질 Dystrophy, 척수성 근위축증, 숨뇌근육의 위축, 만성 염증성 탈수초성 다발성 신경병증, 후천성 면역 부전증후군, 경수 손상, 인공 호흡기를 사용하고 있는 상태

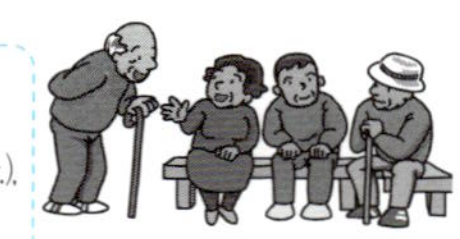

출처 : 2014년도 진료수가 개정의 개요, 2014년 4월 15일

소(7,739개)의 4% 수준이었다.

앞에서 이야기한 요건이 기능강화형 방문간호 스테이션의 수가 늘어나는데 큰 장애가 되었다. 일반적인 방문간호 사업소가 기능강화형으로 신고할 수 없는 이유는

① 상근 환산 간호사 수 5명 이상, 7명 이상을 충족시킬 수 없다.

② 미토리 건수를 채울 수 없다.

③ 중증 이용자 수의 요건을 충족시킬 수 없다.

라는 세 가지 문제가 있기 때문이다.

그래서 2016년도 개정에서는 요건 완화를 위해 미토리 건수를 변경하는 방안이 검토되었다. 그때까지는 임종간호를 실시하고 재택 암 의료 종합 진료료를 산정하고 있더라도 그 이용자 수는 미토리 건수에 포함되지 않았다. 그래서 연간 미토리 건수에 재택 암 의료 종합 진료료를 산정하는 이용자를 추가하기로 하였다. 후생노동성의 시뮬레이션 결과에 따르면, 현재의 미토리 건수에 재택 암 의료 종합 진료료 분의 이용자 수를 더하면 기능강화형 방문간호 스테이션은 약 8% 늘어날 것으로 전망되었다.

다음으로 의료 요구(Needs)가 높은 소아 진료 실적의 요건을 추가하였다. 현재 신생아 집중 치료실(NICU)의 최대 과제는 장기 입원 아동의 증가이고, 1년 이상 장기 입원하는 아동이 해를 거듭할수록 늘어나고 있다는 것이다. 현재로서는 이러한 장기 입원 아동을 재택에서 받아줄 방문간호 스테이션이 턱없이 부족한 상태이다. 그래서 중의협에서는 기능강화형 방문간호 스테이션의 시설 요건에 미토리 건수뿐만 아니라, 초중증아동(超重症児童) 등의 소아에 대한 24시간 진료 체제를 추가하기로 하였다.

이상으로 지역포괄케어시스템 구축에 필요한 의원과 방문간호 스테이션의 2016년도 개정 항목을 소개하였다.

그렇다면 2018년도 개정에서는 어떤 변화가 일어날까. 기능강화형 방문간호 스테이션에 대해서는 기능 강화를 도모하기 위해 다음의 두 가지 요건을 추가하는 것이 검토되고 있다.

1. 특정상담 사업소가 병설되어 있을 것
2. 요양통소[1]개호 사업소의 지정을 받고 있을 것

이 특정상담 사업소는 장애가 있는 사람에 대해 상담 지원을 제공하는 시설로 서비스 등 이용 계획에 대한 상담 및 작성 등을 지원한다. 한편, 요양통소개호 사업소는 의료 요구(Needs)가 높은 환자의 요양통소를 지원하는 시설이다.

[참고문헌]

후생노동성, 중앙사회보험의료협의회 총회 자료 재택의료 2번째, 2015년 5월 27일 http://www.mhlw.go.jp/file/05-Shingikai-12404000-Hokenkyoku-Iryouka/0000086908.pdf

후생노동성, 중앙사회보험의료협의회 총회 자료 재택의료 3번째, 2015년 10월 7일 http://www.mhlw.go.jp/file/05-Shingikai-12404000-Hokenkyoku-Iryouka/0000099999.pdf

1) 요양통소(通所)서비스는 집에서 통원하면서 데이 요양 서비스를 받는 것을 의미한다.

제3절

보험 약국과 약사 업무에 대한 재검토

2015년은 보험 약국 경영에 있어서 큰 전환점이 되는 해였다. 2015년 2월 대형 체인 약국에서 약제 복용 등의 약력 관리란이 기재되지 않은 문제가 발생하였고, 3월에는 내각부의 규제 개혁 회의에서 '의약 분업의 규제에 대한 재검토'에 관한 공개 토론이 있었다. 그리고 5월에는 시오자키 후생노동 장관(당시)의 "문전약국으로부터 주치 약국으로의 전환을 촉진하여 병원 앞의 풍경을 바꾸겠다"라는 발언이 있었다. 그리고 6월에는 규제 개혁 실시 계획에서 '주치 약국의 요건, 문전약국의 평가에 대한 재검토, 약국 전체 개혁의 중장기적 방향성'이 각의에서 결정되었고, 10월에는 후생노동성이 '환자를 위한 약국 비전'을 공표하는 등 2015년은 약국 경영과 관련된 수많은 일들이 계속 일어났다.

이렇게 2015년은 의약 분업(1974년 시행) 40년의 역사 속에서 보험 약국이나 의약 분업의 개정을 둘러싼 큰 움직임이 있었던 한 해로 기록되었고, 이러한 사건들을 바탕으로 2016년도 진료수가 개정이 이루어졌다.

의약 분업에 대한 공격

의약 분업의 올바른 운영 방안에 대한 재검토 의견과 비판은 그동안에 계속 있었다. 2002년에 건강보험조합연합회(健保連)는 의약 분업을 다음과 같이 문제시하였다.

"총 약제 점수에 대해서 원외 처방 쪽이 더 높고, 의약 분업의 시행에 따라 약제비가 줄지 않겠냐는 예측과 전혀 다른 결과가 나오고 있다."

또한, 2012년에는 4개 병원단체 협의회도 "정부가 추진해 온 의약 분업의 효과를 제대로 검증해야 한다"라고 주장하였다. 그리고 2013년에는 일본 의사회도 일본 의사회 종합정책 연구기구(日医総研)의 조사 보고서 안에 '조제 약국 체인의 고(高)이윤화'와 '(원외)조제 수가의 타당성'에 대해서 비판적인 내용을 담았다.

그렇다면 애당초 의약 분업이란 도대체 무엇을 위해 시행되었는가?

후생노동성이 말하는 의약 분업의 정의와 그 의의는 다음과 같다.

1) 의약 분업이란

의약 분업은 의사가 환자에게 처방전을 교부하고, 약국의 약사는 그 처방전을 토대로 조제를 하여 의사와 약사가 각자의 전문 분야의 업무를 분담하여 국민 의료의 질적 향상을 도모하는 것이다.

2) 의약 분업의 장점

- 주치 약국이 약학적 관점에서 처방 내용을 확인함으로써 적절한 약물 요법을 시행하는 데 이바지하고, 여러 진료과에서 진찰을 받

아 발생 가능한 중복 투여나 상호작용을 확인하여 약물 요법의 유효성, 안전성을 향상할 수 있다.

- 약사가 약의 효과, 부작용, 용법 등에 대해서 처방한 의사나 치과의사와 연계하여 환자에게 설명(복약 지도)함으로써, 환자의 약에 대한 이해를 깊게 하고, 조제된 약을 용법대로 복용하게 하여 약물요법의 유효성, 안전성을 향상시킬 수 있다.
- 약가 차익의 축소와 함께 의약 분업이 추진됨으로써 의료기관은 약제 관리 비용을 줄이고, 병원 처방목록 의약품에 얽매이지 않고 오직 의학적 관점에서 처방을 내릴 수 있게 된다. 약국은 남은 약을 처리하고 후발의약품[1)]을 사용하려고 노력하여 의료보험 재정의 효율화에 기여할 수 있다.

환자를 위한 약국 비전

2017년 10월에 후생노동성은 앞서 언급한 '환자를 위한 약국 비전'의 내용 가운데 '주치 약사와 약국이 갖추어야 할 세 가지 기능'을 제시하였다(도표 3-6).

그 내용은 다음과 같다.

① 복약 정보의 일원적이며 계속적인 파악

② 24시간 대응과 재택 대응

③ 의료기관 등과의 연계

①은 환자가 진료를 받은 모든 의료기관과 복용한 약을 일원적이고 계

1) 일반적으로 제네릭, 복제약이라 불리우는데 최근에는 후발의약품이라고 불리운다. 가격은 선발의약품의 반값 정도에 해당되기에 사용률이 높다.

도표 3-6 「환자를 위한 약국 비전」 ~병원 앞 약국에서 주치 약사, 그리고 지역 안으로~

○주치 약사 · 약국이 가져야만 하는 3가지 기능

○지역포괄케어시스템의 일익을 담당하며 약에 관하여 언제나 편하게 상담할 수 있는 주치약사가 있는 것이 중요
○주치 약사가 역할을 발휘하는 주치 약국이 조직체로서 업무 관리(근무 체제, 약사 육성, 관계 기관과의 연계 체제), 구조 설비 등(상담 공간 확보 등)을 확보

1. 복약 정보의 일원적 · 계속적 파악

●주치의와의 연계, 환자 상담과 약 수첩의 내용 파악 등을 통해 환자가 다니고 있는 모든 의료기관과 복용약을 일원적 · 계속적으로 파악하고 약학적 관리 · 지도를 실시
●환자에게 복수의 약 수첩이 발행되고 있는 경우는 약 수첩 1권에 모든 내용을 집약화

2. 24시간 대응 · 재택 대응

●영업 시간외에도 약의 부작용과 복용 미스, 복용 시기 등에 관해 수시 전화 상담을 실시
●야간 · 휴일도 재택 환자의 증상 악화 등의 경우에는 조제를 실시
●지역포괄케어의 일환으로서 남은 약 관리 등을 위한 재택 대응에도 적극적으로 관여
(참고)
• 현재도 반 이상의 약국이 24시간 대응 가능(5.7만 가운데 약3만개의 약국에서 기준 조제 가산을 취득)
• 약국 단독으로 실시가 곤란한 경우에는 조제 체제에 대해 주변 약국과 지구(地区) 약사회 등과 연계
• 벽지 등에서는 환자의 상황 확인과 상담 접수로 약국 이외의 지역포괄지원센터 등과의 연계도 모색

3. 의료기관 등과의 연계

●의사의 처방 내용을 체크하고 필요에 따라 처방전을 발행한 의사에 대해 처방한 내용의 문의나 처방 제안을 실시
●조제 후에도 환자의 상태를 파악하고 처방전을 발행한 의사에게 피드백과 남은 약 관리 · 복약 지도를 실시한다
●의약품 등의 상담과 건강 상담에 대응하며 의료기관에 가서 진찰을 받도록 권장하는 등 지역의 관계 기관과 연계

출처 : 중앙 사회 보험 의료 협의회, 조제 수가 2번째, 2015년 12월 4일(2015년 10월 23일 후생노동성 발표 자료 참조)

속 파악하기 위해 약 수첩(薬手帳) 1권에 모든 내용을 모으는 것이다. 또, 전자상의 약 수첩과 같은 ICT 기술의 활용도 추진한다는 것이다.

②는 약국 영업시간 외에도 수시로 전화 상담을 하고, 야간·휴일에도 조제를 하고, 재택으로의 대응에도 적극적으로 관여한다는 내용을 담고 있다. ③은 처방전을 교부한 의사에게 처방한 내용을 문의하거나 처방

제안을 하고, 처방전을 교부한 의사에게 환자 상태의 정보를 피드백하고, 환자에게 남은 약 관리와 복약 지도를 하고, 의약품 등에 관한 상담과 건강 상담에 대응하고, 의료기관에 가서 진찰을 받도록 권장하는 등의 내용이 담겨있다.

또, '환자를 위한 약국 비전'은 약국 재편 로드맵에 대해서도 언급하고 있다. 여기에서는 의약 분업의 장점을 실감하기 어렵다는 의견을 수렴하여 단카이 세대가 75세 이상이 되는 2025년까지 문전약국을 포함한 모든 약국이 '주치 약국' 기능을 갖는 것을 목표로 한다는 내용을 다루고 있다. 그리고 단카이 세대가 85세 이상이 되는 2035년까지 병원 앞에 위치한 약국에서 지역 안으로 들어가는 약국으로의 이행을 촉구하고 있다.

이와 더불어, 주치 약사로서 해야 할 역할을 다 할 수 있도록 약사 업무도 이제까지의 약 중심의 대물(對物) 업무에서 환자 중심의 대인(對人) 업무로 이행할 필요성을 강조하였다. 구체적으로는 처방전 접수, 조제, 약제 감사, 재고 관리 등의 대물 업무에서 의사에 대한 처방 내용 문의, 자세하고 알기 쉬운 복약 지도, 재택 방문을 통한 복약 관리, 부작용과 복약 상황에 관한 정보를 처방전 교부 의사에게 피드백, 처방전 교부 의사에게 처방 제안, 남은 약 해소 등으로의 업무 전환이 필요하다고 강조하였다. 그리고 규제 개혁 회의에서도 지적한 내용이지만, 이러한 로드맵을 검증하기 위해 KPI(Key performance indicator)를 이용하여 PDCA사이클을 돌리는 것이 필요하다고 이야기하고 있다. KPI로는 '주치 약사와 약국 수', '처방전 교부 의사에 대한 처방 문의의 실시율 및 건수', '24시간 대응과 재택 대응의 실시율 및 건수', '남은 약 해소의 실시율 및 건수', '후발의약품의 사용 비율' 등이 거론되고 있다.

주치 약사 등

위와 같은 내용을 고려하여 2016년도 진료수가 개정의 조제 수가 개정에 대해서는 2015년 12월 4일 중의협 총회에서 ① 주치 약사와 약국의 평가, ② 대인 업무의 평가 내실화, ③ 문전약국이라 불리는 병원 앞 약국에 대한 평가 재검토, ④ 고령자의 다약제 처방에 대한 재검토라는 4가지 논점이 후생노동성에 의해 제시되었다.

우선 ①의 주치 약사와 약국에 대해서는 "환자를 위한 약국 비전"에서 주치 약사와 약국이 갖추어야 할 기능으로서 복약 정보의 일원적이며 계속적인 파악, 24시간 대응과 재택 대응, 의료기관 등과의 연계 등이 요구된다는 점을 고려하여 주치 약사의 요건을 명확하게 한 뒤에 주치 약사가 실시하는 업무를 포괄적으로 평가하는 시스템을 신설한다.

지금까지는 주치 약사와 같은 특정 약사의 업무를 포괄적으로 평가하는 시스템이 없었다. 따라서, 200병상 이하의 병원과 의원에서의 주치의처럼 주치 약사에 대한 점수를 새로 마련하였다.

또 기준 조제 가산은 약국 비전을 바탕으로 재택 방문의 실적 요건을 더욱 강화하고 영업시간, 상담 시 프라이버시 배려 요건의 추가, 24시간 대응 요건을 명확하게 하는 등의 방향성을 제시하였다. 또한, 약국에서 일정 시간 이상 근무하는 주치 약사를 배치하는 것을 기준 조제 가산의 요건에 추가하였다.

②의 대인 업무 평가의 내실화는 약제 복용 경력 관리 지도료에 대해 환자가 같은 약국에 약 수첩을 지참하고서 자주 약국을 방문하는 부분에 환자에게 인센티브를 주기 위한 것으로, 두 번째 방문 이후 약 수첩을 지참하고 약국을 방문할 경우의 점수를 낮게 책정하여 환자의 부담을 경감시켰다.

약 수첩에 대해서는 전자 상의 수첩이더라도 종이 매체와 동등한 기능을 가진 경우는 진료수가 점수상으로 종이 수첩과 같은 취급이 가능하다고 평가하였다. 이에 대해 지불자 측의 코우노 쇼우지(幸野庄司) 위원(건강보험조합연합회 이사)은 전자 약 수첩의 규격이 표준화되어 있지 않은 점을 지적하고, “먼저 규격을 통일하고 나서 전자화를 해야 한다”고 주장하였다. 진료 제공자 측의 마츠모토 쥰이치(松本純一) 위원(일본의사회 상임이사)도 특정 의료기관에서 열람할 수 없으면 “종이(약 수첩)와 동등하다고 할 수 없다”라는 의견을 제시하였다.

또한 계속된 복약 관리를 추진하기 위한 대책도 소개되었다. 후쿠오카시 약사회는 환자에게 ‘약을 줄여주는 가방(브라운 백)’을 주고, 환자 집에 있는 약을 지참하게 함으로써 남은 약 해소를 위해 노력하고 있다. 이러한 정책으로 의약품 비가 약 20%나 감소하였다고 한다. 이런 점에 착안하여 남은 약 관리의 대책을 추진하게 되었다. 후쿠오카시 약사회의 브라운 백 도입에 대해서 코우노 쇼우지 위원은 “이번에 제시된 (중의협) 자료 가운데 인상에 남은 것은 이(의료비 절감) 숫자다”라고 이야기하며, ‘약을 줄여주는 브라운 가방 운동’을 약사의 업무에 포함하는 것에 적극적으로 찬성할 의사를 내비치었다.

③의 대규모 문전약국의 적정화를 위해서는 다음과 같은 방침이 제시되었다. 처방전 수가 많고 특정 의료기관으로부터 처방전이 집중되는 경우에는 조제 기본료를 ‘특례 점수’로서 낮게 설정하고 있는데, 이 특례 점수의 대상을 확대하고, 추가적으로 주치 약국 기능을 담당하지 않는 약국에 대해서는 평가를 낮춘다는 것이다.

이에 대해서 진료 제공자 측의 아베 요시히로(安部好弘) 위원(일본약사회 상무이사)은 약국이 적은 지역에서는 문전약국은 아니지만, 소규모 약국에서도 특정 의료기관으로부터 처방전이 집중하는 경우도 있다는 점을 지적하였다. 이러한 약국은 만일 집중률이 높아졌다고 하더라도 특례 점수에서 벗어날 수 있는 조치를 마련해야 한다고 요구하였다.

④의 고령자의 다약제 처방은 약물 유해 현상의 발현 위험을 높이고, 복용자의 순응도(adherence)를 낮추고, 남는 약 발생의 원인이 되고 있다. 또, '고령자의 안전 약물 요법 가이드라인 2015(일본 노년 의학회)'와 '일본판 Beers Criteria' 등 고령자의 다제 처방을 감소시키기 위한 도구가 마련되어 있는데, 이를 활용해서 처방 약제 수가 감소했을 경우에 수가상 평가를 하였다.

이상으로 환자를 위한 약국 비전과 이를 토대로 한 2016년도 조제 수가 개정을 살펴보았다. 드디어 보험 약국의 약사가 주치 약사로서 의사와 협동하여 약물 치료에 적극적으로 개입하는 시대가 온 것이다.

※ 정부는 후발의약품의 목표 점유율이 '2020년 9월까지 80%'로 설정된 것을 반영하여 후발의약품조제체제가산을 재검토하였고, 2018년도 개정 전까지 2단계(65%, 75%)로 평가하던 것을 2018년도 개정에서 점수를 신설하여 3단계(75%, 80%, 85%)로 평가한다.

또 보험 약국의 지역지원체제가산이나 조제기본료의 감산 규칙에 후발의약품의 수량 점유율[2)]이 반영되었다.

[참고문헌]

후생노동성, 중앙사회보험의료협의회 자료 조제수가 2번째, 2015년 12월 4일 http://www.mhlw.go.jp/file/05-Shingikai-12404000-Hokenkyo ku-Iryouka/0000106118.pdf

2) 후발의약품의 수량 점유율 : (후발의약품의 수량) / (후발의약품의 수량 + 후발의약품이 존재하는 선발의약품의 수량)

제4절

방문간호와 특정 행위

2015년 4월부터 간호 특정 행위의 연수를 하는 지정 연수 기관의 지정 신청이 시작되면서 그해 10월 "특정 행위에 관한 간호사의 연수 제도"가 시작되었다. 여기에서는 이 제도에 대해서 알아보고, 이 제도가 방문간호사와 어떤 관련이 있는지 살펴보도록 한다.

직종혼합(Skill-mix)

전국적으로 단카이 세대[1] 700만명이 후기 고령자가 되는 2025년을 대비하여 지역포괄케어시스템을 구축하는 것이 큰 과제이다. 지역포괄케어시스템의 논점 중의 하나가 방문간호사의 활약이다. 방문간호사는 환자와 환자의 가족이 무엇이든지 상담할 수 있는 친밀하고 가까운 존재이며,

1) 단카이 세대는 1947년도에서 1949년도에 태어난 일본의 베이비붐 세대를 가르킨다. 모두 680만명으로서 일본 전체 인구 중 5.4%를 차지한다.

의사와의 협동은 물론 개호직과 의료직을 연계하는 역할을 할 수 있다.

이 방문간호사의 업무가 크게 변화하려고 한다. 2015년 10월부터 간호사의 특정 행위 연수가 시작되었기 때문이다. 간호사의 특정 행위 연수로 인해 재택의료에서는 방문간호사가 예전보다 더 높은 수준의 간호 서비스를 제공할 것으로 기대하고 있다.

특정 행위 연수의 내용을 알아보기에 앞서 그 배경이 된 'Skill-mix'의 개념과 역사에 대해 살펴보도록 하자.

Skill-mix는 일본어로 '직종 혼합', '다직종 협동'으로 번역되고 있다. Skill-mix는 간호의 직종 혼합에서 출발한 개념이다. 간호 팀은 정간호사, 준 간호사, 간호 조수와 같이 자격, 능력, 경험, 연령 등이 서로 다른 직원이 혼합적으로 배치되어 이뤄진다. 이 간호의 직종 혼합에 대한 논의에서 Skill-mix라는 개념이 탄생하였다.

1990년대 여러 선진국은 간호사 부족 문제를 경험하였다. 예를 들면 캐나다에서는 1993년 의료비 삭감 정책의 결과, 간호사가 대량 해고되고, 정 간호사의 일시적인 해고나 파트 타임으로의 전환을 할 수밖에 없었다. 그 때, 정간호사가 실제 얼마나 필요한지, 또 비용 대비 효과가 큰 최적의 간호 Skill-mix가 무엇인지에 대한 논의가 있었다. Skill-mix의 개념은 원래 이러한 간호의 직종 혼합에 대한 논의에서 출발하였지만, 최근에는 그 개념이 확장되어 다른 직종 간, 예를 들어 의사와 간호사 사이의 역할 보완 및 대체 관계를 가리킨다든지, 넓은 의미로는 다른 직종 팀에서의 직종 혼합 방법이나 직종 간의 권한 위임, 새로운 직능의 신설 등을 가리키는 개념으로 발전하였다.

이러한 광의의 Skill-mix 연구도 1990년대 의사와 간호사 부족을 고민하던 유럽과 미국과 같은 선진국들에 의해 진행되었다. 왜냐하면 선진국들은 의료기술의 고도화와 인구 고령화로 인해 의사, 간호사에 대한 수요가 급증하고 있었기 때문이다. 그런데 의사는 양성과 유지에 막대한 비용과 시간이 드는 '고비용 직종: high cost worker'이라서, 그렇게 쉽게 늘릴 수 없다. 이런 상황에서 선진국들은 의사와 간호사 간 Skill-mix를 비롯하여 다직종 팀 내의 Skill-mix에 대한 다양한 연구를 진행하게 된다. 이러한 논의 가운데 의사와 간호사의 Skill-mix는 의사의 업무 일부를 간호사가 대체함으로 의사의 인건비를 비롯한 의료비를 억제하고, 의료의 질도 향상시킨다. 즉, 두 마리 토끼를 잡는 방법으로써 Skill-mix의 실천이 선진국들의 공통적인 추세가 되어 가고 있다.

일본의 '특정 행위에 관한 간호사 연수 제도'는 위에서 이야기한 Skill-mix의 개념을 배경으로 논의를 거듭한 끝에 탄생한 것이다. 이제까지 의사에게 집중되어 있었던 의료 행위의 일부는 연수를 마친 간호사에게 위임되게 될 것이다.

구체적으로는 정해진 특정 의료 행위에 대하여 사전에 명확한 프로토콜을 정하고 그 의료 행위마다 연수를 시행한 뒤에 의사의 포괄적인 지시 아래 간호사에게 의사의 업무를 맡긴다.

간호사의 특정 행위

지금부터는 '특정 행위에 관한 간호사의 연수 제도'의 검토 경위를 살펴보도록 하자.

후생노동성의 '팀 의료 추진 회의'(좌장: 나가이 료조(永井良三), 자치의과대학 학장)는 3년에 걸친 긴 논의 끝에 2013년 3월에 간호사가 하는 난이도 높은 진료의 보조 행위를 '특정 행위'로서 법으로 정하고, 이를 실시하기 위한 연수 제도의 창설을 담은 보고서를 정리하였다.

보고서에서는 '특정 행위'에 대해서 "실천적인 이해력, 사고력, 판단력이 필요하며, 고도의 전문 지식과 기능을 가진 상태에서 해야 하는 행위"라고 정의하였고, "보건사·조산사·간호사법(保助看法)으로 그것을 명확하게 하며 구체적인 특정 행위에 대해서는 성령(省令)[2]으로 정한다"라고 하였다.

이러한 과정을 거쳐 이 제도는 2014년 6월에 성립한 '지역의 의료 및 개호의 종합적인 확보를 추진하기 위한 관계 법률의 정비 등에 관한 법률' 안의 보건사 조산사 간호사법의 개정으로 정해졌고, 상세한 내용은 특정 행위 연수성령으로 발표되었다. 특정 행위는 2017년 10월 1일부터 시작되었는데, 바로 이날이 의사와 간호사의 Skill-mix가 시작되는 순간이 되었다.

지금부터는 특정 행위 연수의 내용에 대해서 방문간호사 업무의 역할을 예로 들어 살펴보도록 한다. 방문간호사를 예로 든 이유는 앞으로 그들의 업무에 특정 행위의 실시가 기대되기 때문이다.

우선 Skill-mix는 어느 영역에서 시행할지를 명확하게 해야 한다. 이 영역을 확정하는 일이 첫 번째 단계이다. 간호사의 특정 행위에 대해서 다양한 논의의 결과, 38개의 행위 21개의 구분이 먼저 정해졌다(도표 3-7).

도표 3-7을 보면 재택의료 영역에서 방문간호사가 관련하는 행위가 많다. '영양 및 수분 관리에 관한 약제 투여 관련'의 '탈수 증상에 대한 수액에 의한 보정' 등이 그러한 예이다. 그 외에도 '창상 관리 관련'의 '욕창 또는 만성 손상 치료에서 혈류가 없는 괴사 조직 제거', '호흡기(장기 호흡 요법에 관한 것) 관련'의 '기관 캐뉼라 교환', 'PEG 관리 관련'의 '위루 카테터 또는 장루 카테터 또는 위루 포트(pott) 교환' 등이 해당한다.

---

2) 성령이라 함은 해당 부처(예, 후생노동성)에서 정한 관련 법령을 말함.

도표 3-7 특정 행위 및 특정 행위 구분(38행위 21구분)

특정 행위 구분	특정 행위
호흡기(기도확보에 관한 것) 관련	경구용 기관 튜브 또는 경비용 기관 튜브의 위치 조정
호흡기(인공 호흡 요법에 관한 것) 관련	침습적 장압 환기의 설정 변경
	비침습적 장압 환기의 설정 변경
	인공 호흡 관리를 받고 있는 사람에 대한 진정제 투여량 조정
	인공 호흡기 이탈
호흡기(장기 호흡 요법에 관한 것) 관련	기관 캐뉼라 교환
순환기 관련	일시적 페이스 메이커의 조작 및 관리
	일시적 페이스 메이커 리드 뽑기
	경피적 심폐보조 장치의 조작 및 관리
	대동맥내 발룬 펌핑의 이탈을 실시할 때 보조빈도의 조정
심낭 드레인관 관련	심낭 드레인 뽑기
흉강 드레인관 관련	저압 흉강내 지속 흡인기의 흡인압 설정 및 설정 변경
	흉강 드레인 뽑기
복강 드레인관 관련	복강 드레인 뽑기(복강내에 유치된 천자침의 침 뽑기 포함)
위루관 관련	위루 카테터 혹은 장루 카테터 또는 위루 버튼 교환
	방광루 카테터 교환
영양에 관한 카테터 관리(중심 정맥 카테터 관리) 관련	중심 정맥 카테터 뽑기
영양에 관한 카테터 관리(말초 유치형 중심 정맥 주사용 카테터 관리) 관련	말초 유치형 중심 정맥 주사용 카테터 삽입

특정 행위 구분	특정 행위
상처(創傷) 관리 관련	욕창 또는 만성적인 상처의 치료에서 혈류가 없는 괴사조직 제거
	상처에 대한 음압폐쇄 요법
상처 부위 드레인 관리 관련	상처 부위 드레인 뽑기
동맥 혈액 가스 분석 관련	직접 동맥 천자법에 의한 채혈
	요골 동맥 라인의 확보
투석 관리 관련	급성 혈액 정화 요법의 혈액 투석기 또는 혈액 투석 여과기의 조작 및 관리
영양 및 수분 관리에 관한 약제 투여 관련	지속 점적 중의 고칼로리 유액의 투여량 조정
	탈수 증상에 대한 유액 보정
감염에 관한 약제 투여 관련	감염 증후가 있는 사람에 대한 약제의 임시 투여
혈당 컨트롤에 관한 약제 투여 관련	인슐린 투여량의 조정
수술 후 동통 관리 관련	경막외 카테터에 의한 진통제의 투여 및 투여량의 조정
순환 병태에 관한 약제 투여 관련	지속 점적 중의 카테콜아민의 투여량 조정
	지속 점적 중의 나트륨, 칼륨 또는 염소의 투여량 조정
	지속 점적 중의 강압제의 투여량 조정
	지속 점적 중의 당질 유액 또는 전해질 유액의 투여량 조정
	지속 점적 중의 이뇨제의 투여량 조정
정신 및 신경 증상에 관한 약제 투여 관련	항경련제의 임시 투여
	항정신병약의 임시 투여
	항불안약의 임시 투여
피부 손상에 관한 약제 투여 관련	항암제 그 외의 약제가 혈관 외에 누출했을 때 스테로이드약의 국소 주사 및 투여량 조정

후생노동성령 제33호(2015년 3월 13일)

출처 : 특정 행위에 관한 간호사의 연수제도에 관하여, 공익사단법인 일본 간호 협회

방문간호의 특정 행위 실천 사례

이처럼 재택의료 영역의 특정 행위가 인정되면 방문간호사의 업무가 실제로 어떻게 달라지는지를 살펴보도록 하자.

예를 들어 재택 요양 중에 탈수를 반복하는 환자 A 씨의 사례를 살펴보도록 하자.

한 예로 A 씨는 종종 탈수 증상을 일으킨다고 하자. 지금까지는 방문간호사가 탈수 증상을 발견했을 때 이를 의사에게 보고하고 의사의 지시를 기다렸다가 점적 주사를 놓았다. 그러나, 이러한 일이 휴일이나 야간에 발생해 의사와 연락이 잘 안 될 경우에는 치료 개시가 늦어지게 되었다. 이럴 때 특정 행위 연수를 받은 방문간호사라면 사전에 정해진 업무 절차(프로토콜)의 범위 안에서 방문간호사의 판단하에 점적 주사를 놓을 수 있고, 나중에 의사에게 보고하면 된다.

이러한 특정 행위를 간호사가 하려면, 의사와 간호사 간에 사전에 정해둔 업무 절차(프로토콜)가 매우 중요하다. 업무 절차에는 다음의 6가지 내용이 반영되어야 한다.

① 해당 절차에 관한 특정 행위의 대상은 환자일 것
② 간호사에게 진료 보조를 받는 환자의 질병 증상의 범위를 명확히 할 것
③ 진료 보조 내용
④ 특정 행위를 할 때에 확인해야 하는 사항을 명확히 할 것
⑤ 의료의 안전을 확보하기 위해서 의사와의 연락이 필요한 경우의 연락 체계
⑥ 특정 행위를 실시한 뒤 의사에 대한 보고 방법

위와 같은 사항을 업무 절차에 기재한다.

특정 행위 연수

그러면 이러한 특정 행위 연수는 어디서 받을 수 있을까?

특정 행위 연수는 후생노동성의 인가를 받은 대학원 등의 교육 기관, 의료 관련 단체 등에서 받을 수 있다. 2017년 12월 현재, 특정 행위 연수를 시행하는 지정 교육 기관은 54개이다. 필자가 근무하고 있는 국제의료복지대학 대학원도 그 중 하나이고, 필자도 이 교육에 관여하고 있으며 매년 20명 정도의 대학원 석사 수준의 학생들을 교육하고 있다.

지정 연수 기관에 따라 각각 양성하고 싶은 간호사의 대상 영역이 다르다. 예를 들면 국제의료복지대학 대학원은 만성기와 주술기(周術期), 성누가간호대학은 소아와 마취 급성기 케어, 도쿄의료보건대학은 크리티컬 케어[3] 등 각각 프로그램이 다르고 그에 따라 연수 대상이 되는 특정 행위 구분도 다르다.

그러면 어떤 식으로 연수가 수행될까?

특정 행위 연수 교육 내용은 모든 특정 행위 구분에 공통되는 '공통 과목'과 특정 행위 구분별로 서로 다른 '구분별 과목'으로 구성되어 있으며, 강의와 연습 또는 실습을 해 이수하게 된다(도표 3-8).

실습에 대해서는 수강생이 소속한 시설이 지정 연수 기관의 협력 시설이 됨으로써 자신이 근무하는 곳에서 실습을 할 수 있다.

수강생에 대한 법률상의 규정은 없지만, 팀 의료의 주요 인물로서 대략 3~5년의 실무 경험을 가진 간호사가 수강하는 것이 바람직하다고 생각한다. 수강 기간은 지정 기관이 선택한 의료구분의 수와 내용에 따라 다르지만 대체로 4개월에서 2년 정도 걸린다.

한편, 현재 방문간호의 재택의료에 특화된 지정 교육 기관은 없다. 꼭 방

---

3) 크리티컬 케어는 중환자관리로서 집중간호가 이루어지게 된다.

도표 3-8 공통과목의 각 과목 및 구분별 과목

	공통과목의 내용	시간
공통과목	임상병태생리학	45
	임상추론	45
	physical assessment	45
	임상약리학	45
	질병 · 임상 병태 개론	60
	의료 안전학	30
	특정 행위 실천	45
	합계	315

〈유의사항〉

- 각 지정 연수기관에서 필요하다고 생각되는 전문적인 내용에 대해 각 지정 연수기관의 판단에 따라 특정 행위 연수의 내용에 추가하는 것은 가능하다.
- 공통 과목의 각 과목 및 구분별 과목의 시간에는 해당 과목의 평가에 관한 시간도 포함된다.

후생노동성 의정국 통지(의정발 0317 제1호, 2015년 3월 17일)를 토대로 작성

	특정 행위 구분	시간
구분별 과목	호흡기(기도확보에 관한 것) 관련	22
	호흡기(인공 호흡 요법에 관한 것) 관련	63
	호흡기(장기 호흡 요법에 관한 것) 관련	21
	순환기 관련	45
	심낭 드레인관 관련	21
	흉강 드레인관 관련	30
	복강 드레인관 관련	21
	위루관 관련	48
	영양에 관한 카테터 관리(중심 정맥 카테터 관리) 관련	18
	영양에 관한 카테터 관리(말초 유치형 중심 정맥 주사용 카테터 관리) 관련	21
	상처(創傷) 관리 관련	72
	상처 부위 드레인 관리 관련	15
	동맥 혈액 가스 분석 관련	30
	투석 관리 관련	27
	영양 및 수분 관리에 관한 약제 투여 관련	36
	감염에 관한 약제 투여 관련	63
	혈당 컨트롤에 관한 약제 투여 관련	36
	수술 후 동통 관리 관련	21
	순환 병태에 관한 약제 투여 관련	60
	정신 및 신경 증상에 관한 약제 투여 관련	57
	피부 손상에 관한 약제 투여 관련	39

문간호의 특정 행위에 특화된 연수 기관이 설립되었으면 하는 바람이다.

2025년의 문제에 대한 다양한 논의 중에서 Skill-mix에 대해서는 더욱 활발한 논의가 필요하다고 생각한다. 의료와 개호의 질을 떨어뜨리지 않고, 그 비용을 낮출 수 있는 Skill-mix가 앞으로의 개혁에 있어 큰 기둥이 될 것이다. 이를 위해서는 간호사뿐만 아니라 약사의 특정 행위도 검토해야 한다. 의사와 공동으로 하는 약물치료 관리(CDTM)를 구체적으로 실천하는 데 있어서 '약사 특정 행위'로 규정하는 것을 생각할 수 있다.

생산 연령 인구가 줄어드는 가운데 의료와 개호에만 엄청나게 많은 인재를 모으는 일은 불가능하다. 그렇기 때문에 기존 인력과 직능을 최대한 활용할 수 있는 Skill-mix의 추가적인 확대를 기대한다.

[참고문헌]

후생노동성 "간호의 질 향상과 확보에 관한 검토회"(좌장 : 타나카 시게루 교수·게이오대 대학원) 2009년 3월

후생노동성 "팀 의료 추진 회의"(좌장 : 나가이 료조·자치의과대학 학장) 2013년 3월

제5절

간호 소규모 다기능형 거택 개호와 24시간 정기 순회 수시 대응 서비스

2017년 3월 23일, 2018년도 진료수가와 개호수가 동시 개정을 위하여 중의협과 개호 급여비 분과회의 위원이 모여서 '의료와 개호의 연계에 관한 의견 교환'을 하였다. 주제는 미토리, 방문간호의 24시간 대응 체제였다. 본 장에서는 지역포괄케어시스템의 미토리와 24시간 대응 체제에 대해서 살펴보도록 하자.

단카이 세대 약 700만 명이 후기 고령자가 되는 2025년, 의료와 개호의 제공체제가 크게 바뀔 것이다. 한마디로 말하자면 '병원에서 지역으로' 흐름이 바뀔 것이다. 2015년에 발표된 내각부의 2025년 지역의료구상의 추계에서도 2013년에 비교해서 병상은 15만개가 감소하고, 재택의료 및 개호 수요자는 30만 명이 증가할 것으로 예상된다.

이른바 지역이 의료기관이나 개호시설의 서비스 기능의 일부를 맡게 될 것이다. 의료기관은 미토리나 24시간 대응 체제를 필수적으로 제공한다. 이러한 서비스를 지역에서도 실현하는 것이 지역포괄케어시스템의 큰 과제라고 할 수 있다.

지역포괄케어시스템의 미토리, 24시간 대응 체제에 대해서는 이미 몇 가지 진행해온 대책들이 있다. 여기에서는 기능강화형 방문간호 스테이션, 24시간 정기 순회·수시 대응 서비스(24시간 서비스), 간호 소규모 다기능형 거택 개호의 현황과 과제에 대해 살펴보도록 한다.

기능강화형 방문간호 스테이션

우선 기능강화형 방문간호 스테이션에 대해 살펴보도록 한다.

기능강화형 방문간호 스테이션은 2014년도 진료수가 개정에서 기존의 방문간호 스테이션의 시설 기준인 상근 간호사 배치 기준 2.5명을 높여서 7명 이상(기능강화형 방문간호관리요양비 1), 5명 이상(기능강화형 방문간호관리요양비 2)이라는 시설 기준과 24시간 대응, 미토리, 중증도가 높은 환자의 수용을 요건으로 정하였다.

하지만 기능강화형 방문간호 스테이션은 전국에 308개 사업소(2015년 9월)밖에 없었다. 이는 전체 방문간호 사업소(의료기관 병설형을 제외) 7,739개의 4%에 불과한 수치이다.

이처럼 기능강화형 방문간호 스테이션이 확대되지 않은 이유는 그 요건을 충족시키기가 힘들기 때문이다. 2015년 전국 방문간호 사업 협회가 기능강화형 방문간호 스테이션을 취득하지 않은 1,400개 사업소에 대하여 기능강화형 방문간호 스테이션을 취득할 수 없는 이유를 조사하였는데 다음과 같은 결과가 나왔다.

① 연간 20건 이상의 미토리 건수

② 배치 간호사 수 요건

③ 중증도가 높은 환자 요건

이에 반해 24시간 대응을 요건으로 하는 24시간 대응 체제 가산을 산정할 수 있는 사업소는 85%에 이르고 있었다.

'의료와 개호의 연계에 관한 의견 교환'에서 사이토 노리코(斎藤訓子) 위원(일본 간호협회 부회장)은 기능강화형 방문간호 사업소처럼 "방문간호 사업소의 규모를 크게 하여 24시간 365일 대응 가능한 체제를 만드는 것이 바람직하다"라고 주장하였고, 미토리 대응을 위한 기능강화형 방문간호 스테이션의 확대가 필요하다고 언급하였다.

또한, 게이오 대학 교수인 다나카 시게루(田中滋委) 위원(개호급여비 분과회장)은 "병원과 의원에 병설된 간호방문 스테이션이 감소 추세이고, 수가 이외에도 시설 기준 등을 포함하여 검토할 여지가 있다"라고 하였다. 병원과 의원에 병설된 방문간호 스테이션은 2005년에 3,286개소였던 것이 2015년에는 1,617개소로 10년 동안 반으로 감소하였다. 그 이유는 2006년도 진료수가 개정에서 7대 1 입원기본료가 만들어진 이후 병설형 방문간호 스테이션에서 근무하던 간호사를 병원으로 옮겼기 때문이다.

그래서 의료기관 병설형 방문간호 스테이션의 수가 체계를 다시 검토할 필요가 있었고, 2018년도 진료수가 개정에서는 의료기관 병설형 방문간호 스테이션에 대한 평가의 재검토가 이루어졌다.

※ 2018년 개정에서는 방문간호 스테이션 전체에 관련된 가산을 재검토하였다.

개정 전의 방문간호 스테이션의 가산에는 환자 등의 전화 상담 등에 대해 상시 대응 가능한 체제를 갖춘 방문간호 스테이션을 평가하는 '24시간 연락 체제 가산'(2,500엔)과 긴급한 일이 발생했을 경우에 대비하여 방문간호 실시 체제를 갖추고 있는 방문간호 스테이션을 평가하는 '24시간 대응 체제 가산'(5,400엔) 두 가지 종류가 있었다. 그러나 후생노동성의 조사에 따르면 2016년 시점에서 연락 체제 가산을 신고한 스테이션은 10%도 안 되었고, 대부분이 체제를 강화한 대응 체제 가산을 신고하고 있는 것으로 나타났다. 이러한 점에서 후생노동성은 연락 체제 가산을 폐지하고 대응 체제 가산으로 일원화하여 기능 강화를 도모하기로 하였다.

24시간 정기 순회·수시 대응 서비스

24시간 정기 순회·수시 대응 서비스(이하 24시간 서비스)에 대하여 살펴보도록 하자.

24시간 서비스의 기본 개념은 2011년 2월에 발표된 '24시간 지역 순회형 방문 서비스의 올바른 운영에 관한 검토회'(좌장: 호리타 리키(堀田力)·사와야카복지재단 이사장, 이하 검토회)의 보고서를 토대로 한다. 이 검토회에서는 24시간 서비스의 기본 개념을 다음과 같이 제안하고 있다.

① 1일 수차례의 정기 방문과 지속적 평가를 전제로 한 서비스

② 단기간의 케어 등 시간에 제약되지 않는 유연한 서비스 제공

③ 수시 대응을 겸비한 안심 서비스

④ 24시간 대응

⑤ 개호 서비스와 간호 서비스의 일체적 제공

즉, 24시간 서비스는 방문개호와 방문간호가 일체적 또는 밀접하게 연계를 하면서 단시간의 정기 순회형 방문을 하는 것, 그리고 이용자의 전화 등을 통해 이용자의 욕구(Needs)에 수시로 대응을 하는 것을 특징으로 한다(도표 3-9).

이 서비스는 2012년 4월 개호수가 개정에서 창설되었으며, 정식 명칭

도표 3-9 정기 순회 · 수시 대응 서비스의 이미지

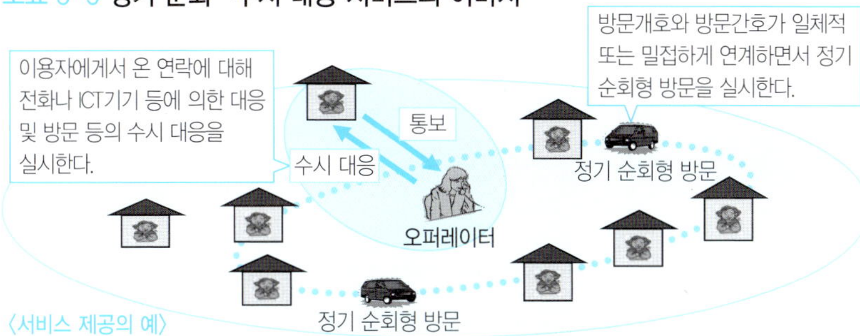

출처 : 정기 순회·수시 대응 서비스의 개요(후생노동성)

은 '정기 순회·수시 대응형 방문개호 간호'이다. 신설된 24시간 서비스의 사업소 체제에는 다음과 같은 두 가지 유형이 있다.

① **일체 사업소** : 1개의 사업소에서 방문개호와 방문간호 서비스를 함께 제공

② **연계형 사업소** : 사업소가 지역의 방문간호 사업소와 연계하여 서비스 제공

다음으로 24시간 서비스의 실태에 대하여 새로운 서비스가 시작되기 전에 진행된 모델 사업의 조사 결과를 살펴보도록 한다.

조사는 2011년도 후생노동성의 노인 보건 건강 증진 등 사업에서 이루어졌다. 대상은 모델 사업을 한 52개 자치 단체로, 이용자는 1,084명, 평균 요개호도는 3.0이다. 그리고 독거·고령자 세대가 전체의 66.6%를 차지한다. 평균 이동시간은 15.7분이고 1일 평균 방문횟수는 2.6회였다. 1회당 서비스 제공 시간은 20분 미만이 32.3%로, 20분 미만이라는 짧은 시간 동안 배설을 돕는 일(식사 준비, 복약 관리) 외에 안부 확인이나 감시 등 다양한 서비스가 제공되고 있었다.

24시간 서비스는 시행된 지 4년 후인 2016년 9월 말을 기준으로 일체

형이 351개, 연계형이 557개로, 총 908개 사업소에서 제공하고 있었다. 1일 평균 1.5만 명이 이용하지만, 2025년의 이용자 수요는 15만 명이 될 것으로 예상한다. 그리고 24시간 서비스는 이번 개정에서 오퍼레이터[1]의 기준 완화 등이 검토되고 있다.

※ 2018년 개정에서는 오퍼레이터의 자격 요건이 완화되었다. 현재 오퍼레이터의 자격 요건은 간호사, 개호 복지사, 사회복지사 등이지만, 이용자에게 지장이 없는 한 방문개호 사업에 3년 이상 종사한 사람도 자격 요건으로 추가할 수 있게 되었다.

그러나 동일 건물 감산 요건은 동일 건물에서 50명 이상에게 방문개호를 실시하고 있는 사업소를 대상으로 엄격하게 적용할 것으로 생각된다.

간호 소규모 다기능형 거택 개호

다음으로 간호 소규모 다기능형 거택 개호를 살펴보도록 한다(도표 3-10).

간호 소규모 다기능형 거택 개호는 2010년 사회보장심의회 개호보험부회에서 제안한 '복합형 서비스'를 토대로 한다. '방문간호, 방문개호, 통소, 숙박, 상담 등의 기능을 일체적으로 제공할 수 있는 서비스'가 필요하기 때문에 기존의 '방문간호'와 '소규모 다기능형 거택 개호(방문개호, 통소, 숙박)'을 조합시킨 서비스를 만들자는 것이다.

기존의 '방문간호', '방문개호'는 하루 중 한정된 시간에 이용하는 일시적인 서비스이다. 그러나 간호 직원이나 개호 직원이 잘 볼 수 있는 '통소'나 '숙박'을 동일 사업소에서 제공하는 것으로 일시적인 서비스를 연속적

1) 오퍼레이터 : 이용자로부터 걸려오는 전화에 대응하고 상황파악을 하는 사람.

도표 3-10 간호 소규모 다기능형 거택 개호

개요

• 서비스 보급을 위한 대책의 일환으로서 서비스 내용을 구체적으로 이미지 할 수 있는 「간호 소규모 다기능형 거택 개호」로 명칭을 바꾼다(운영 기준 사항).

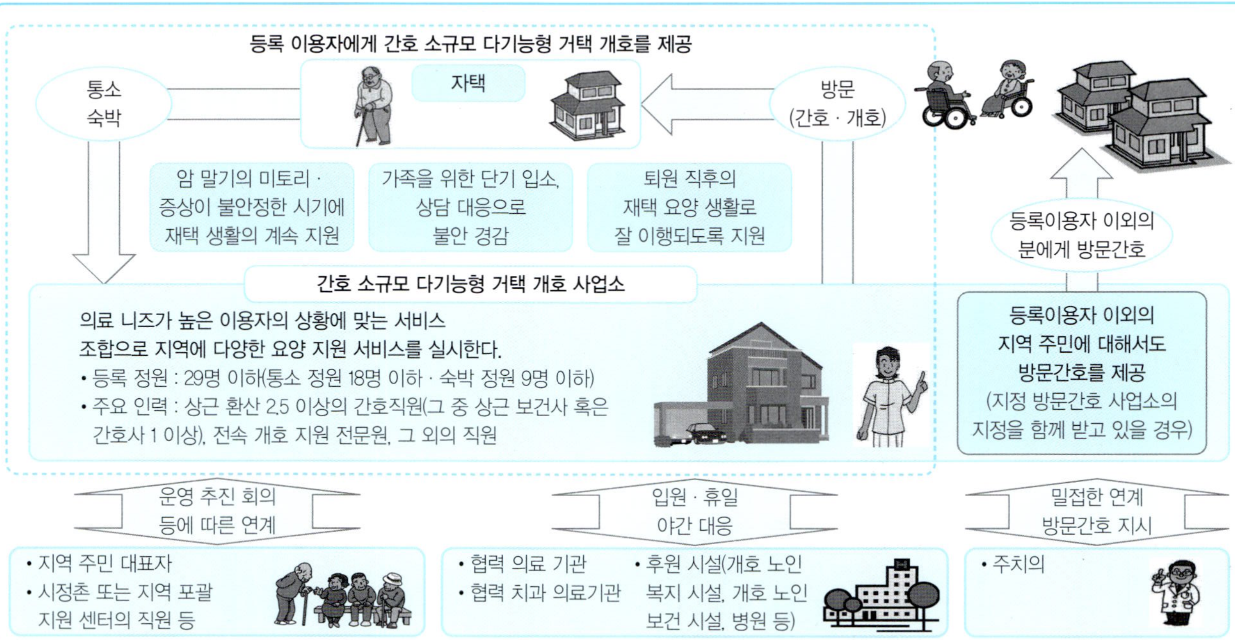

출처 : 중앙 사회 보험 의료 협의회, 의료와 개호의 연계에 관한 의견 교환, 2017년 3월 22일

이며 지속적인 서비스로 바꿀 수 있다. 즉, 간호 소규모 다기능형 거택 개호는 1개의 사업소가 24시간 365일 '통소', '숙박', '방문개호', '방문간호'를 이용자의 상황에 따라 유연하게 제공하는 서비스이다.

예를 들어 주 3회 통소를 이용하는 사람은 통소를 이용하지 않는 날에 방문개호를 이용할 수 있다. 또, 질병의 증상 악화로 입원을 했는데 퇴원 후에 재택으로 돌아가더라도 의료상의 처치가 없어 재택에서의 생활이 불안할 경우, 숙박 서비스를 이용하고 의료 처치를 하면서 적당한 시기에 재택 요양으로 돌아가는 것도 가능하다. 또, 재택 요양 중인 환자의 가족을 위한 레스핏(respite)[2] 입원에도 유연하게 대응할 수 있다.

또한 치매 환자가 여러 사업소의 통소와 방문개호를 받으면 담당자가 바뀔 때마다 잘 적응하지 못하고 서비스를 거부하는 경우도 많다. 이러한 경우에도 간호 소규모 다기능형 거택 개호에서는 동일 사업소에서 늘 자신을 담당해 온 직원으로부터 서비스를 받을 수 있다. 그래서 간호 소규모 다기능형 거택 개호는 치매 환자에게도 좋은 서비스라 할 수 있다.

개호 비용에 대한 걱정이 없고, 데이 서비스처럼 시간제한도 없다.

다만, 간호 소규모 다기능형 거택 개호는 2016년 4월 시점으로 전국에 아직 294개소 밖에 없다. 그 이유는 2015년도의 개호수가 개정에서 지금까지의 '복합형 서비스'에서 '간호 소규모 다기능형 거택 개호'로 명칭이 변경되어 사람들에게 아직 널리 인식되지 않았기 때문이다.

필자는 2015년 11월에 일본 간호 협회가 주최한 간호 소규모 다기능형 거택 개호 사업자 교류회에 참석하여 처음으로 그 실태를 알게 되었다. 교류회에는 간호 소규모 다기능형 거택 개호 사업자와 간호 소규모 다기능형 거택 개호 사업을 시작하려는 간호직 등 전국에서 130명 이상이 참

2) 레스핏 케어는 영국의 경우 법으로 보장하고 있다. 레스핏은 '잠시중단' '한숨돌리다'라는 뜻으로 도우미나 시설이 잠시 환자를 돌봐 주는 것을 뜻한다.

석을 하였다. 간호 소규모 다기능형 거택 개호에 관한 참석자들의 의견은 다음과 같다.

- 간호 소규모 다기능형 거택 개호의 강점인 이용자의 사정에 맞춘 방문, 통소, 숙박 서비스를 유연하게 제공할 수 있는 시스템은 좋다고 생각하지만 간호사가 혼자서 여러 가지 역할을 감당해야 해서 관리가 힘들다.
- 이용자가 모든 서비스를 받을 수 있다고 착각하여 직원들이 지친다.
- 여전히 경영적으로 어려운 상황이고 적자도 많다.

간호 소규모 다기능형 거택 개호는 다음 개정에서 터미널케어를 비롯한 의료 요구(Needs)에 대한 대응 강화, 위성형 사업소의 신설, 의원의 간호 소규모 다기능형 거택 개호 사업으로의 진입 등이 검토되고 있다.

이상으로 지역포괄케어시스템의 필수 요소인 미토리, 24시간 대응에 관한 현재의 대책들을 살펴보았다. 2018년도 동시 개정에서도 기능강화형 방문간호 스테이션, 24시간 서비스, 간호 소규모 다기능형 거택 개호에 대한 논의가 더 활성화되었으면 하는 바람이다.

※ 2018년도 개정에서는 기능강화형 방문간호 스테이션에 대해서

① 특정 상담 사업소가 병설되어 있을 것

② 요양통소개호 사업소의 지정을 받고 있을 것

이라는 두 가지 요건이 추가되면서 기능 강화를 도모하게 되었다.

또한 24시간 서비스에서는 오퍼레이터의 자격에 대한 요건이 완화되었다.

[참고문헌]

후생노동성, 제1회 의료와 개호의 연계에 관한 의견 교환, 2017년 3월 22일
http://www.mhlw.go.jp/stf/shingi2/0000155666.html

후생노동성, 제2회 의료와 개호의 연계에 관한 의견 교환, 2017년 4월 19일
http://www.mhlw.go.jp/stf/shingi2/0000162533.html

제6절

재활 훈련 분야에 대한 개혁

여기에서는 지금까지의 진료수가 개정과 개호수가 개정에서의 재활 훈련 분야를 되돌아보고 앞으로의 재활 훈련의 방향성, 특히 2018년 동시 개정을 위한 방향성을 생각해 보도록 한다.

필자가 재활 훈련을 처음 접한 곳은 1987~1988년에 방문한 뉴욕시의 브루클린이였다. 브루클린의 번화가에 위치한 뉴욕 주립대의 다운 스테이트 메디컬 센터의 가정 의학과에 유학하고 있었다. 그때 가정 의학과 레지던트와 함께 브루클린의 재향군인(VA)병원에서 처음으로 병원에서 실시하는 재활 훈련의 실태를 볼 수 있었다. 미국의 재활 훈련 분야의 발전은 제2차 세계 대전에서 돌아온 군인 가운데 장애를 갖게 된 60만 명의 재활 훈련을 빼놓고 이야기할 수 없을 것이다. 그 중심적인 역할을 담당했던 것이 재향군인 병원(VA Hospital)의 재활 훈련 부문이었다.

1980년은 일본에서 일본 재활 의학회의 전문의 제도가 이제 막 시작되었을 때였고 재활 훈련 부문을 도입한 병원이 많지 않았던 시기다. 그래서 브루클린의 재향군인 병원에서 실시했던 재활 훈련을 처음 접하고 매우 놀랐다. 체구가 작은 여성 물리 치료사가 거구의 남성 환자에게 재활 훈련을 시키고 있는 모습은 마치 레슬링의 트레이너처럼 보였다.

오늘날의 일본에서는 병원에서 재활 훈련을 하는 것은 일상적인 풍경이 되었다. 필자가 근무하고 있는 국제의료복지대학의 국제의료복지미타병원에서는 물리 치료사(PT), 작업 치료사(OT), 언어 치료사(ST)가 20명이 있으며 급성기 병원의 재활 훈련에 열심히 임하고 있다.

급성기 재활 훈련

지금부터는 일본 재활 훈련의 현황과 과제에 대하여 급성기, 회복기, 유지기·생활기를 하나하나 살펴보도록 한다.

우선 급성기, 회복기, 유지기·생활기라는 각 단계에서 재활 훈련이 어떤 역할을 하는지 도표 3-11이 잘 보여주고 있다. 이것은 뇌졸중을 예로 든 것으로, 급성기부터 회복기, 유지기·생활기까지 신체기능의 상태 변화와 재활 훈련의 장(場)과 기능, 이를 커버하는 보험에 대하여 전체적으로 설명한 그림이다.

그러면 진료수가·개호수가의 최근 개정 동향을 살펴보고, 각 단계의 재활 훈련에 대해 살펴보도록 하자. 먼저 급성기 재활 훈련이다.

급성기 재활 훈련의 최근 화두는 2014년도 진료수가 개정으로 도입된 'ADL 유지 향상 등 체제 가산 25점(환자 1명 1일)'이다. 7대 1이나 10대 1의 급성기 병상에 재활 훈련 전문 직원을 배치할 경우를 평가하는 이 가산은 다음과 같은 근거를 통해 도입되었다.

예를 들어 히로시마대학병원은 뇌신경 내과 및 뇌신경외과 병동에 물리 치료사 2명을 전속으로 배치하여 병동 내에서 재활 훈련을 하고, 병

도표 3-11 재활 훈련의 역할 분담

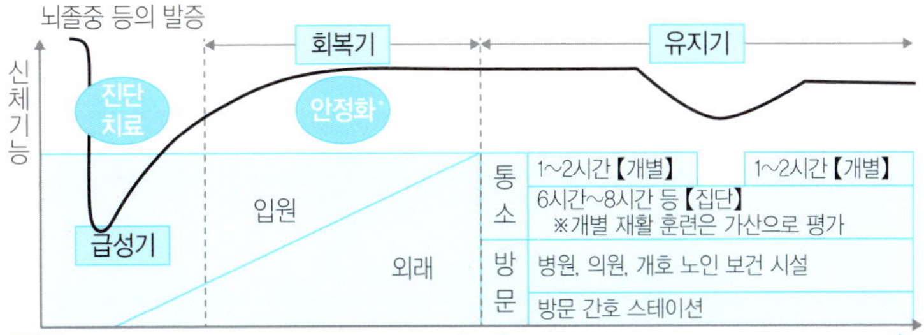

역할 분담	주로 의료보험		주로 개호보험
	급성기	회복기	유지기
심신기능	**개선**	**개선**	유지, 개선
ADL	**향상**	**향상**	유지, 향상
생활기능	재건	재건	**재건, 유지, 향상**
QOL	–	–	**유지, 향상**
내용	조기이상(離床)·조기 재활 훈련으로 폐용증후군을 예방	집중적인 재활 훈련으로 기능회복, ADL향상	재활 훈련 전문직 뿐만 아니라, 다직종으로 구성된 팀 어프로치에 의한 생활기능의 유지 및 향상, 자립 생활의 유지, 개호 부담의 경감, QOL의 향상

(자료 출처) 일본 재활 훈련 병원·시설 협회「고령자 재활 훈련 의료의 그랜드 디자인」(세이카이샤)를 참고로 후생노동성 노인 보건과에서 작성

출처 : 중앙 사회 보험 의료 협의회 총회, 2011년 12월 7일

동 컨퍼런스 등에 참가하게 하였다. 그러자 입원 환자의 ADL(일상생활동작)이 Barthel Index(기능적 평가)에서 향상되었고 입원일수가 단축되었다(도표 3-12).

이렇게 급성기 병원에서 물리 치료사가 개입하는 초기 재활 훈련이 입원 환자의 고령화와 함께 큰 과제가 되고 있다. 고령자는 2주간의 짧은 입원이라 할지라도 ADL(일상생활동작)의 자립에 지장을 일으키고 자택으로 복귀하기 힘든 경우도 많이 있다.

이런 경우에 자택 복귀를 위한 물리 치료사의 집중적인 병동 재활 훈련을 받는다면 급성기 병원에서 자택으로의 이행도 원활하게 이뤄질 것

도표 3-12 물리치료사의 배치 효과

대상 : 히로시마대학병원 실적
기간 : (병동 배치 도입 전) 2007년 10월~2008년 3월 (병동 배치 도입 후) 2008년 10월~2009년 3월
병동 : 뇌신경 내과 · 뇌신경 외과 병동
인원배치 : **물리치료사 2명을 전속 배치**
전속 물리치료사의 업무 :

- 병동 내에서의 재활 훈련
- 뇌신경 내과와 뇌신경 외과의 증상 검토 컨퍼런스(1/주, 60~120분)
- 병동 컨퍼런스(1/주, 30분)에 매주 참가
- 컨퍼런스에서는 환자의 재활 훈련 상황을 영상 촬영하고 평균 3가지 증례의 경과 보고를 5분 정도 매주 실시한다.
- 간호사를 대상으로 한 스터디 모임을 개최

ADL의 조기 회복

입원 환자의 ADL회복 정도(Barthel Index:Bi※)의 비교
(물리치료사의 병동 배치 도입 전후의 비교)

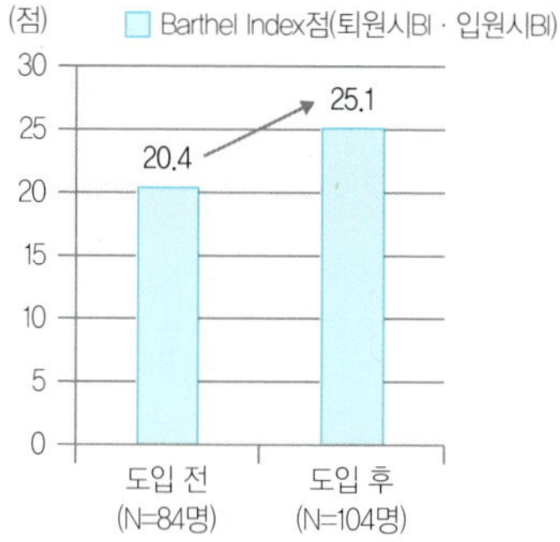

입원 일수 단축

물리치료사의 병동 배치 체제
도입 전후의 입원 일수 비교

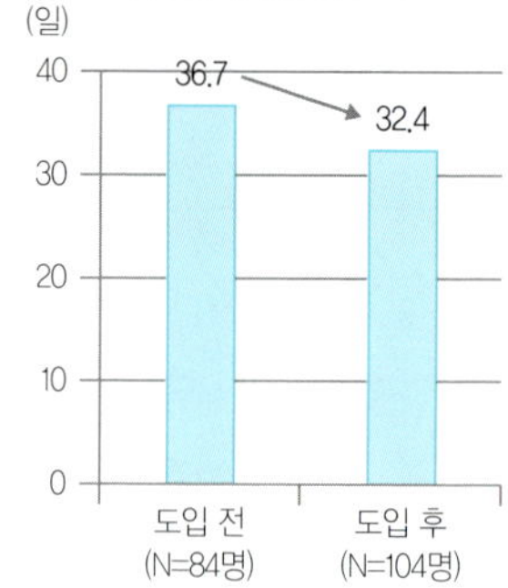

※BI : 기본적 생활 동작에 대한 평가(식사 · 이동 · 몸단장 등 10 항목)
출처 : 히라타, 국립 대학 법인 재활 훈련 코메디컬(co-medical) 학술 대회지 31, 20-22, 2010 – 일본 물리치료사 협회 제공 자료 –

○ 물리치료사의 병동 배치의 결과, 입원 환자의 ADL 회복 촉진과 입원 일수의 단축에 영향을 주었다.

출처 : 중앙 사회 보험 의료 협의회 총회, 2013년 12월 4일

이라고 생각된다.

이러한 기대를 하고 2014년도 개정으로 시작된 ADL 유지 향상 등 체제 가산의 산정 상황은 매우 좋지 않았다. 이 가산의 시설기준은 물리치료사 등 전속 1명 이상을 배치하는 것이였다. 일반병동 7대 1, 10대 1에 이 가산이 도입된 2014년 7월의 실적을 살펴본바, 가산을 신고한 의료기관은 32개 병원(0.8%), 1개월당 산정 횟수는 0.1%였다.

이런 상황을 토대로 2016년도 개정에서는 ADL 유지 향상 등 체제 가산을 25점에서 80점으로 올렸다. 단, 시설 기준도 '물리 치료사 등이 전속 2명 이상'이거나 '전속 1명, 전임 1명 이상'으로 높아졌다.

급성기 재활 훈련은 앞으로 더 많은 재활 훈련의 개입이 필요한 분야이다. 때에 따라서는 '입원기본료의 인원 배치 요건에 간호사와 더불어 재활 훈련 직원도 추가하는게 어떤가'라는 의견까지 나올 정도다.

회복기 재활 훈련

다음으로는 회복기 재활 훈련을 살펴보도록 하자.

최근, 회복기 재활 병상 수가 현저하게 증가하고 있다. 회복기 재활 훈련 입원기본료는 2000년에 창설되었다. 그때의 회복기 재활 훈련 병상은 1,675병상이었는데 2014년에는 71,890병상으로 40배 가까이 증가하였다. 또한 회복기 재활 훈련의 1개월당 총수가액은 2002년에 대비하여 4.82배가 되었다. 즉, 진료수가 전체 증가율보다 훨씬 높게 증가한 것이다. 회복기 재활 훈련은 6단위까지 인정되고 있지만, 필요에 따라 9단위까지 인정하고 있다. 이 9단위까지 실시하는 병원의 비율도 늘고 있고, 전체 회복기 재활의 20% 가까이에 달하고 있다.

그리고 회복기 재활 훈련 병동에서의 결과(outcome) 평가는 2016년도 진료수가 개정에서 큰 화제가 되었다. 사실 회복기 재활 훈련에 결과 평가가 도입된 것은 이번이 처음은 아니다. 회복기 재활 훈련에 결과 평가가 최초로 도입된 것은 2008년도 개정이다. 구체적으로는 회복기 재활 훈련 병동의 재택복귀율(60% 이상), 중증 환자의 입원 비율(15% 이상), 입원 중인 중증 환자의 일상 기능 평가가 개선된 환자 비율(30% 이상) 등의 결과 평가 지표를 확인하여 가산을 준다.

그러면 2016년도 개정에서 도입된 회복기 재활 훈련의 결과 평가에 대하여 살펴보도록 하자. 중의협에서는 일부 병원이 재활 훈련의 효과도 생각하지 않고, 많은 입원 환자에게 과도한 재활 훈련을 하고 있는 것을 문제시하였다. 실제로 조사해보니 회복기 재활 훈련 병동 입원 환자의 90% 이상에게 1일 평균 6단위가 넘는 재활 훈련을 하고 있는 병동이 20%를 넘었다.

이러한 논의를 바탕으로 2016년도 진료수가 개정에서는 재활 훈련에 따른 개선 실적(FIM)이 일정 수준에 못 미칠 경우, 6단위를 넘는 재활 훈련 점수를 포괄화하는 등 결과에 따른 회복기 재활 훈련 평가가 이루어졌다. 그동안 질환별 재활훈련에 대해서는 환자 1명당 1일 9단위까지 행위별 수가를 산정할 수 있었다. 그러나 2016년도 개정 후에는 질 높은 재활 훈련을 추진한다는 관점에서

① 1명당 1일 재활 훈련 제공 단위 수

② 1입원당 평균적인 ADL의 증가(FIM으로 측정)

를 3개월마다 집계하고 2회 연속으로 일정 수준에 못 미치면, 6단위를 초과한 재활 훈련은 입원료에 포괄시키도록 하였다.

일반적으로 재활 훈련의 효과가 나오기 힘든 고령자나 치매 환자 등의 환자는 결과 평가 대상에서 제외하였다.

도표 3-13에 FIM의 평가 항목을 나타냈다. FIM은 기능적 자립도 평가표(Functional Independence Measure)로 1983년 Granger 등에 의해 개발된 ADL 평가법이다. 특히 개호 부담도에 대한 평가가 가능하며 수많은 ADL 평가법 중에서도 가장 신뢰성과 타당성이 있다고 알려져 있으며, 재활 훈련 분야 등에서 폭넓게 활용되고 있다.

2016년도 개정에서는 이 외에도 의료에서의 재활 훈련과 개호에서의 재활 훈련의 원활한 이행을 도모하기 위한 새로운 평가 항목으로 '목표

도표 3-13 일상생활동작(ADL)의 지표 FIM의 개요

Functional Independence Measure (FIM)에 의한 ADL평가

- ✓ 「운동 ADL」 13항목과 「인지(認知) ADL」 5항목으로 구성
- ✓ 각 7~1점의 7단계 평가(합계 : 126점~18점)

자립	7점	완전 자립
	6점	수정 자립
부분 개조(介助)	5점	감시
개조(介助) 있음	4점	최소 개조
	3점	중등도 개조
완전 개조(介助)	2점	최대 개조
	1점	전 개조

운동 항목													인지 항목				
셀프 케어						배설		옮겨 탐			이동		커뮤니케이션		사회 인식		
식사	몸단장	씻기	옷 입기(상의)	옷 입기(하의)	화장실에서의 동작	배뇨 조절	배설 조절	침대·의자·휠체어	변기	욕조·샤워	보행·휠체어	계단	이해(청각·시각)	표출(음성·비음성)	사회적 교류	문제 해결	기억
총 42~6점						총 14~2점		총 21~3점			총 14~2점		총 21~3점		총 14~2점		
운동 항목 총 91~13점													인지 항목 총 35~5점				
합계 126~18점																	

출처 : 중앙 사회 보험 의료 협의회, 진료수가 개정 결과 검증부회, 2017년 11월 10일

설정 등 지원·관리료'가 도입되었다. 그럼 지금부터는 이 관리료에 대한 도입 배경을 살펴보도록 한다.

회복기 재활 훈련에 대한 질환별 재활 훈련이 도입된 2006년, '장기간에 걸쳐 효과가 명확하지 않은 재활 훈련'에 대한 우려 때문에 질환별 재활 훈련과 동시에 질환별 산정 일수 상한 제도가 도입되었다. 뇌혈관 질환 등의 재활 훈련은 180일, 심대혈관(心大血管) 재활 훈련은 150일, 운동기 재활 훈련은 150일, 호흡기 재활 훈련은 90일이라는 산정 일수의 상한이 설정되었다. 이에 대해서 장애자 단체와 복지·의료 관계자는 생활력의 저하와 요개호도의 중증화를 초래할 수도 있다며 강하게 저항하였고, 언론도 재활 훈련 난민이라며 대대적인 캠페인을 펼쳤다. 상한 일

수를 초과하여 유지기로 이행되면 의료보험에서 제공하는 재활 훈련이 아니라 개호보험에서 커버해야 한다는 것이 후생노동성의 생각이었지만, 개정 때마다 "의료보험에서의 유지기 재활 훈련은 어느 정도 요구(Needs)가 있어 개호보험으로의 이행은 어렵다"라는 논의가 있었고, 의료보험에서 제공하는 재활 훈련에서 유지기의 개호보험 재활 훈련으로의 이행은 진행되지 않았다.

하지만 이러한 현상을 차후에 인정하게 되면 결국은 수습하기 힘들어질 것이 분명하다. 그래서 2016년도는 어느 정도 일단락을 짓기 위해 요개호 피보험자의 의료보험 재활 훈련에 대해서 '목표 설정 등 지원·관리료'를 새롭게 도입하였다. 구체적으로는 질병별 재활 훈련을 하고 있는 요개호 피보험자 등에 대하여 목표 설정 등 지원·관리 시트를 3개월에 1회 작성하고, 환자 또는 가족 등에게 설명을 한 후에 질병별 재활 훈련을 산정하게 한 것이다. 설명 내용에는 이제까지의 경과, ADL 평가, 기능 예후에 대한 전망, 어떤 모습으로 사회 복귀하는 것을 목표로 하며 재활 훈련을 하고 있는지에 대한 것이 포함된다. 이 목표 설정 등 지원·관리시트가 작성되어 있지 않은 경우에는 해당 질환별 재활 훈련료를 감액하기로 하였다.

※ 2018년도 개정에서는 의료보험과 개호보험에서 제공되는 재활 훈련의 원활한 이행을 추진하고자 의료와 개호의 재활 훈련을 동일 의료기관 내에서 실행할 수 있는 제도적 장치를 마련하였다.

구체적으로는 의료와 개호의 재활 훈련이 겹치는 기간을 두기 위해 지금까지의 인원 배치와 기능 훈련실 등의 요건을 변경할 것이다. 그리고 요개호·요지원 피보험자에 대한 유지기·생활기의 질환별 재활 훈련료에 대해서는 2017년도 말까지였던 경과 조치를 1년에 한정하여 연장하기로 하였다.

유지기·생활기 재활 훈련

지금부터는 유지기·생활기 재활 훈련에 대하여 2015년도 개호수가 개정의 내용을 살펴보도록 한다. 2015년도 개호수가 개정에서의 개호 재활 훈련의 화두는 '활동과 참여에 초점을 맞춘 재활 훈련의 추진'으로, 재활 훈련의 이념을 토대로 한 '심신 기능', '활동', '참가'에 초점을 맞춘 새로운 수가 체계의 도입을 도모하는 것이었다.

이 배경에는 지금까지의 고령자 재활 훈련이 "신체 기능에 치우친 재활 훈련이다"라는 비판이 있었기 때문이다. 후생노동성에서 실시한 '고령자가 지역에서 받는 재활 훈련의 새로운 역할에 대한 검토회'에서는 "이용자의 다양한 요구에도 불구하고 통소 재활과 방문 재활이 의료 현장에서의 재활 훈련과 같이 신체 기능에 치우친 재활이 되기에 십상이다"라고 지적하고 있다. 이에 대해 "활동이나 참가 등과 같은 생활 기능 전반을 향상하기 위한 재활 훈련의 시행 빈도는 낮고, 개호에서 제공되는 재활 훈련으로서 균형 잡히지 못한 내용으로 구성되어 있다"라고 지적하고 있다.

그러면 여기서 '활동'과 '참가'란 무엇인가에 대하여 되짚어 보도록 하자. 먼저 재활 훈련의 이념을 알아볼 필요가 있다. 재활 훈련의 어원은 라틴어 '다시(re-) 적합한 상태로 하는(habilitate) 것'에서 유래되었다. 그리고 중세에는 교회에서 파문당한 사람이 용서받아 명예와 권리를 되찾은 것을 의미하였다.

즉, 재활 훈련의 목적은 심신에 장애를 가진 사람들의 전인간적인(全人間的) 복권(復權)을 이념으로 하여 단순한 기능 회복 훈련이 아닌 잠재된 능력을 최대한 발휘하여 일상생활의 활동을 높이고, 가정과 사회 참여를 가능하게 하여 그 자립을 촉진하는 것이다.

이를 위해서는 생활 기능의 각 단계를 거쳐 가는 과정이 필요하다(도

도표 3-14 활동과 참가에 초점을 맞춘 재활 훈련의 추진

ㅇ「심신 기능」, 「활동」, 「참가」라는 요소를 균형있게 잘 잡을 수 있는 효과적인 재활 훈련의 제공을 추진하기 위해 그러한 이념을 명확하게 함과 동시에 「활동」과 「참여」에 조점을 맞춘 새로운 수가 체계의 도입과 이러한 질 높은 재활 훈련의 착실한 제공을 촉진시키기 위해 재활 훈련 매니지먼트의 충실 등을 도모한다.

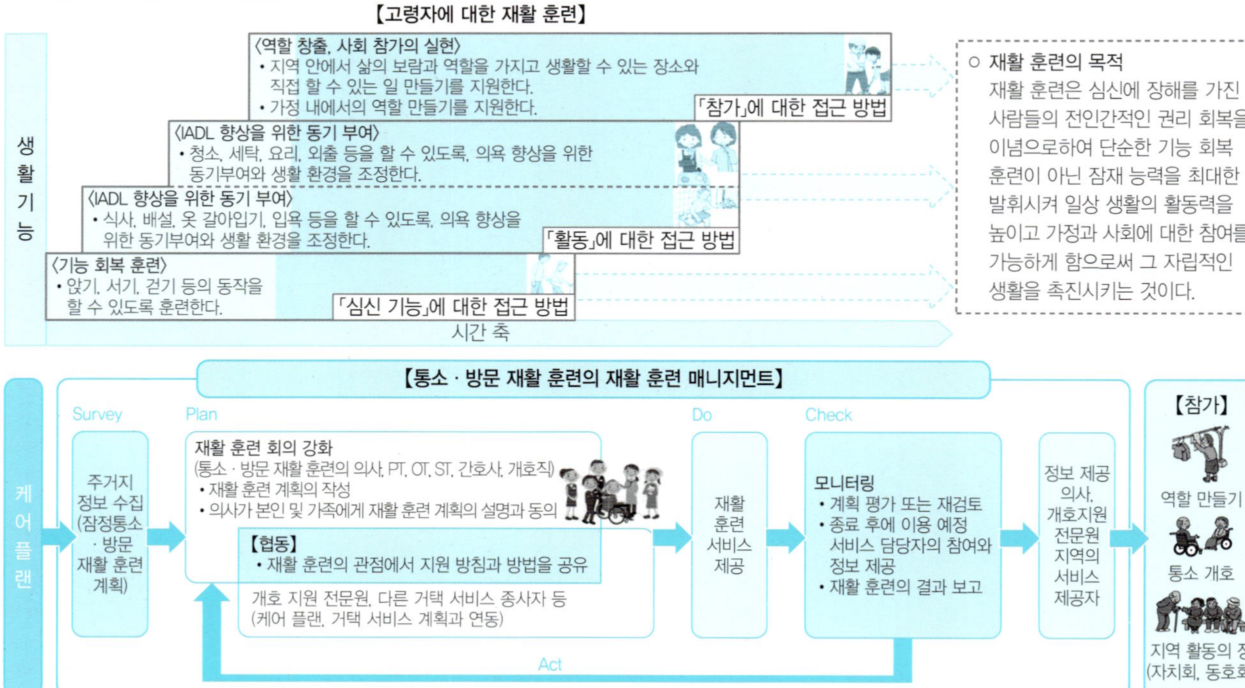

출처 : 개호 보험 제도의 개정 및 2015년도 개호수가 개정 등의 개요에 관하여(후생노동성 설명 자료)

표 3-14). 즉, 최초의 기능 회복 훈련에 이어서 ADL과 기능적인 ADL 향상을 목표로 하는 활동으로, 그리고 더 나아가 지역에서의 자신의 역할 창출과 사회 참여의 실현이라는 참여로 이어지게 된다.

뇌경색으로 오른쪽 마비를 가진 주부를 예로 들어 보자. 발병 직후에는 오른쪽 마비와 근력 저하의 기능 훈련을 시작으로, 보행 훈련부터 보행 보조 도구를 이용한 실용 보행 훈련, 가사(家事) 훈련을 이어서 한다. 최종적으로는 재택으로 복귀하여 이용자가 정말로 원하는 '재택에서 주부로서 해야 할 역할'을 감당할 수 있는 것, 즉 가정에서의 역할을 다시 찾는 것이 재활 훈련의 궁극적인 목표이다.

이상으로 2015년도 개호수가 개정, 2016년도 진료수가 개정에서의 재활 훈련의 화두를 살펴보았다. 그럼 2018년도의 진료수가·개호수가의 동시 개정으로 재활 훈련은 어떤 방향으로 나아가게 될 것인가.

먼저, 급성기 병동의 재활 훈련을 더욱 강화할 필요가 있을 것이다. 급성기의 발병 직후 재활 훈련은 환자의 예후를 결정한다.

또 회복기 재활 훈련에서의 결과(outcome) 평가 실태 조사 후에 필요에 따라 더욱 엄격하고 공정한 조치가 필요할 것이다. 회복기 재활 훈련은 앞으로도 효과가 있는 진료 행위를 평가하는 방향으로 개정이 계속될 것이다. 동시에 지역포괄케어 병동에서의 재활 훈련의 올바른 실시 방안을 실태 조사 후에 검토해야 한다.

그리고 진료수가에서 제공하는 재활 훈련을 유지기·생활기라는 개호수가에서 제공하는 재활 훈련으로 원활하게 이행시켜가는 것이 큰 과제이다. 유지기·생활기 재활 훈련에 대해서는 다시 한번 '지역포괄케어시스템'이라는 관점에서 재활 훈련의 올바른 제공 체계를 잘 정리한 뒤에 지역포괄케어시스템에서의 재활 훈련에 대한 새로운 비전을 제시하는 것이 바람직할 것이다.

제7절

고령자와 '거점형 서비스 포함 고령자 주택'

서비스 포함 고령자 주택은 2011년 10월에 고령자 주거법 개정으로 만들어졌다. 60세 이상이나 요개호 인정을 받은 60세 미만이 주된 입주 대상자이다. 서비스 포함 고령자 주택에서는 안부 확인 서비스와 생활상담 서비스를 제공한다. 그 외의 개호서비스나 방문간호 서비스는 외부의 사업소가 제공한다.

서비스가 포함된 고령자 주택은 순식간에 확산되어, 2017년 4월을 기준으로 21.7만 가구로 늘었다. 서비스 포함 고령자 주택이 이렇게 늘어난 이유는 외부 서비스를 이용함으로써 특별 양호 노인 홈에 준하는 서비스를 기대할 수 있기 때문이다. 이러한 서비스가 외부 사업자들뿐만 아니라 서비스 포함 고령자 주택을 운영하는 사업소에서 제공된다면 더 좋을 것이다.

예를 들어 2층 위로는 방이고, 1층은 방문간호 스테이션, 방문간호 사업소, 데이 서비스가 있어서, 1층 사업소에 있는 방문간호사나 도우미(헬퍼)가 각 방으로 직접 가게 된다면 서비스를 받기가 굉장히 편할 것이다. 이곳은 특별 양호 노인 홈(10.6m²)과는 달리 방이 18~25m² 이상으로 넓고, 화장실이 반드시 실내에 있어야 한다. 이곳은 원룸 맨션 수준의 거주 공간으로 자택과 거의 다르지 않을 것이다. 게다가 24시간 보호, 방문간호, 방문개호, 데이 서비스를 동일 건물에서 쉽게 이용할 수 있다는 편리함도 있다. 서비스 포함 고령자 주택은 국토교통성의 주택 시책으로서 시작되었으나 지금은 후생노동성과 공동 담당이 되었고, 일본식 '케어 포함 주택'으로 확대될 전망이다.

거점형 서비스 포함 고령자 주택

국토교통성은 서비스 포함 고령자 주택을 지역 주민의 개호·간호의 거점으로 하여 그 기능을 강화하고자, 2016년 4월에 발간된 '서비스 포함 고령자 주택 정비 등의 올바른 방안에 관한 검토회'(좌장, 타카하시 히로시(高橋紘士)·고령자 주택 재단 이사장, 전 국제의료복지대학 교수)라는 보고서에 새로운 시책을 제시하였다. 이는 '24시간 대응 정기 순회·수시 대응 서비스나 소규모 다기능형 거택 개호 사업소, 재택 요양 지원 진료소, 방문간호 스테이션을 서비스 포함 또는 부가 고령자 주택에 병설한다'라는 내용이다. 이렇게 '지역으로 서비스를 공급할 수 있는 기능'을 가진 서비스 포함 고령자 주택을 '거점형 서비스 포함 고령자 주택'이라고 이름지었다.

실제로 이러한 거점형 서비스 포함 고령자 주택의 원형이 된 사례를 치바현 카시와시(千葉県柏市)[1]의 토요키다이 단지(豊四季台団地)에서 본

1) 카시와시는 치바현에 위치하고 있고, 동경대학교 카시와 캠퍼스와 협력하여 고령친화 사업을 개발 추진하고 있으며 건강도시 활동을 활발히 추진하고 있는 도시이다.

적이 있다. 이곳은 단지 내의 일부를 재개발하여 만든 서비스 포함 고령자 주택으로, 앞에서 설명했듯이 2층 이상은 방이고 1층은 재택 요양 지원 의원, 방문간호 스테이션, 헬퍼 스테이션이 입주한 '거점형 서비스 포함 고령자 주택'이다. 필자는 이곳에서 지역포괄케어시스템의 테마파크, 콤팩트형 지역포괄케어 '서비스 포함 고령자 주택'이라는 인상을 받았다.

그런데 그때 받은 좋은 인상은 오래가지 않았다. 이러한 서비스 포함 고령자 주택에 재택 요양 지원 의원이나 방문간호 스테이션을 병설하여 같은 건물의 환자를 진료하는 것에 대해 후생노동성이 저지를 하였다. 이유는 동일 건물 감산 제도의 도입 때문이다.

동일 건물 감산

이 사건의 발단은 언론에서도 거론되었던 '환자 소개 문제'와 외래 통원이 가능한 환자에 대해서도 방문진료를 하는 등 '재택의료의 부적절한 사례'가 드러난 데 있다. 이로 인하여 중의협에서도 조사가 이루어졌으며, 2013년 8월 중의협은 다음과 같은 부적절한 사례를 제시하였다.

의과 진료소/의원 병설의 서비스 포함 고령자 주택에서는 '월 2회 방문진료를 받는 것을 입주 조건'으로 하고 있었다.

같은 이사장이 경영하는 경비(經費) 노인 홈과 의원에서는 입주자 33명 중 31명에 대하여 월 2회 방문진료를 하고 있었다.

환자 소개업자로부터 특별 양호 노인 홈의 입주 환자 소개를 받은 치과의원 의사는 특별 양호 노인 홈 입주자 100명 중 55명을 방문진료하고 중개업자에게 소개료로 진료수가의 20%를 지불하고 있었다는 것이다.

이를 계기로 2014년도 진료수가 개정에서 '동일 건물 감산'제도가 도입되었다. 동일 건물 감산이란 재택환자방문진료료, 재택시 의학종합관리료, 특정시설 입거시의학종합관리료의 동일 건물에서 같은 날 복수 방문을 큰 폭으로 감산(減算)한 것이다.

예를 들어 재택시의학종합관리료 5,000점은 재택 요양 지원 병원·지원 의원이 서비스 포함 고령자 주택과 같은 집합 주택으로 월 2회 이상 정기적인 방문진료를 하면 산정할 수 있었다. 예전부터 동일 건물의 복수 방문은 곧 감산되는 것이 아니냐는 소문이 있었다. 왜냐하면 이 5,000점은 방문 1회당 환자 수와 진료 시간 등과 관계없이 월 2회 방문으로 산정할 수 있는 것으로, 경제적 유인에 따른 과잉 진료를 유발할 수 있다는 우려가 있었기 때문이다.

필자는 가끔 미나토구(港区)에 위치한 의원의 의사와 방문진료에 동행할 때가 있다. 타카나와(高輪)의 고급 맨션 지역으로 방문진료를 하러 갔는데 그 당시 침대에 누워있는 노인을 방문하고, 혈압을 측정하며 잡담도 했지만 10분도 안 되어 다음 맨션의 환자 집을 방문하는 모습을 보고 "이런 방문을 월 2회 해서 5만 엔이면 꽤 괜찮네"라고 생각하였다.

2014년도 개정에서 동일 건물은 5,000점에서 1,200점으로 대폭적인 감산(한 번에 1/4 수준으로) 조치가 이루어졌다. 또 유료 노인 홈 등의 특정 시설 입주 시 등 의학종합관리료도 마찬가지로 감산 조치가 이루어졌다. 방문간호, 방문재활도 동일 건물 감산 조치가 이루어졌다. 이렇게까지 대규모로, 광범위하게 감산될 것이라고는 아무도 생각하지 못하였다.

동일 건물 감산은 부적절한 사례에 대한 처벌적 대응이라는 측면이 있을지도 모른다. 그러나 일률적으로 동일 건물의 재택의료를 규제하는 것으로 '악화는 양화를 구축한다'라는 그레셤의 법칙처럼 양질의 재택의료를 약화할 수도 있다. 이 문제는 국회에서도 화제가 되었고, 결국 2016년도 진료수가 개정에서 일부 완화 조치가 이루어지기도 했다.

※ 2018년도 개정에서는 동일 건물 감산 적용 대상으로 의료기관의 동일 부지 내를 추가하여 인접지의 유료 노인 홈 등의 건물에도 적용하게 되었다.

또 신설되는 개호의료원(介護醫療院)과 같은 의료기관내의 개호 시설에 대한 방문진료를 평가하는 새로운 수가 체계를 만들었다.

서비스 포함 고령자 주택에 대한 역풍

2015년도 개호수가 개정에서 후생노동성은 다시 한번 큰 변화를 준다. 서비스 포함 고령자 주택과 주택형 유료 노인 홈의 건물 안이나 부지 내에 개호서비스 사무소를 병설할 경우, 개호수가를 10% 삭감하는 조치를 한 것이다.

왜 이렇게까지 수가를 삭감해야 하는가? 후생노동성은 "부적절한 사례가 있었기 때문이다", "원래부터 동일 건물은 접근성이 좋고 노동량이 적기 때문이다"라고 설명하였다. 하지만 후생노동성의 속뜻은 '손님 확보'를 억제하는 데 있다. 후생노동성은 서비스 포함 고령자 주택과 진료소, 방문간호, 개호서비스의 사업자가 병설 혹은 동일 법인일 경우에 '부정행위를 저지르기 쉬울 것'이라고 단정 짓고 있었다. '서비스 이용을 조건으로 입주 계약하고, 이용자의 자기 부담액 한계까지 불필요한 서비스를 투입하는 경우'가 있다는 것이다. 그래서 같은 건물 내의 서비스 사업소의 병설을 가능한 억제하기 위하여 삭감 조치를 하였다.

그러나 이용자 측면에서는 같은 건물 내에 개호서비스 사업소가 있으면 이용이 편리할 것이다. 비바람이 몰아치는 날에도 도로에서 데이 서비스 이송 차량을 기다릴 필요가 없다. 엘리베이터나 계단을 이용하여 데이 룸에 바로 갈 수 있다. 헬퍼 즉 도우미와의 연락도 쉽다. 앞에서 나온 국토교통성 위원회의 생각과 마찬가지로 이러한 개호·의료 서비스 거점을 거주자에서 지역으로 확대하는 '개방화'를 목표로 하고 있다.

서비스 포함 고령자 주택 제도를 시작할 때부터, 후생노동성과 국토교통성은 손님 확보 문제에 대하여 상당한 견해 차이를 보였다. 국토교통성이 제시한 설계 그림에는 서비스 포함 고령자 주택의 1층에 개호 사업소나 의원이 그려져 있었다(도표 3-15).

그런데 후생노동성은 개호보험 출범 직후부터 주택형 유료 노인 홈에 병설된 방문 개호 사업소를 손님 확보를 위한 상술로 단정짓고, 이에 대

도표 3-15 서비스 포함 고령자 주택(가칭)과 개호보험의 연계 이미지

일상 생활과 개호에 불안을 안고 있는 「고령 단신 · 부부만의 세대」가 특별 양호 노인 홈 등의 시설입소가 아닌 지금까지 살아온 지역에서 안심하고 살아갈 수 있도록 새롭게 창설된 「서비스 포함 고령자 주택(가칭)」(고령자주거법 : 국토교통성 · 후생보건성 공관)에 24시간 대응의 「정기 순회 수시 대응 서비스」(개호보험법 : 후생노동성) 등의 개호 서비스를 조합한 시스템의 보급을 도모한다.

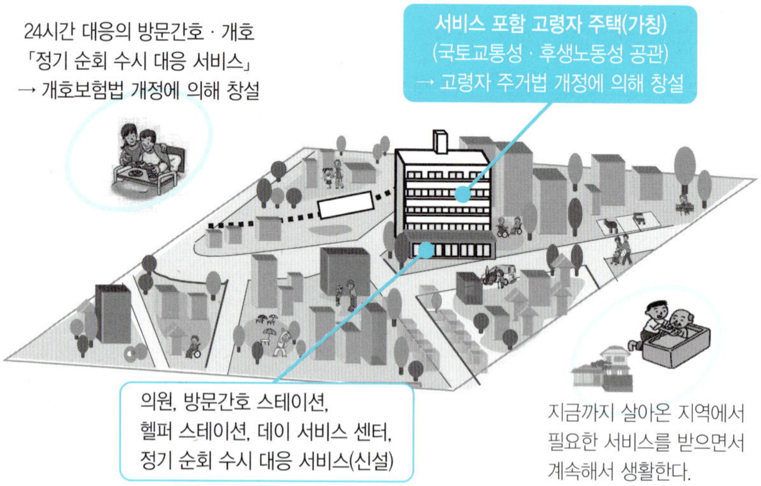

출처 : 국토교통성 주택국 「고령자 주택 실시에 관하여」, 2010년 11월 29일

한 '단속'을 실시해 왔다. 이러한 견해 차이는 서비스 포함 고령자 주택의 보급에도 안 좋은 영향을 끼치고 있다. 이로써 2020년까지 '서비스 포함 고령자 주택 60만 동(棟)'이라는 국토교통성의 목표는 달성이 어려워지고 있다.

이러한 동일 건물 감산 외에도 서비스 포함 고령자 주택을 둘러싼 불안 요소도 많이 있다. 이미 서비스 포함 고령자 주택의 급격한 증가로 인해 "입주자 획득에 어려움을 겪고 있다", "직원 확보에 어려움을 겪고 있다", "입주자 지원 서비스를 어디까지 관여하면 좋을지 고민된다", "입주자 간의 말썽으로 곤란을 겪고 있다" 등의 고민이 나오고 있다.

그 외에 "고령화가 피크 아웃(peak out) 즉 정점에 이르게 되는 2025년 이후에도 서비스 포함 고령자 주택의 수요가 계속될 것인가", "진료수가나 개호수가에 의존한 운영으로는 동일 건물 감산과 같은 제도적 위험이 존재하는 것은 아닐까", "주택의 품질이나 서비스의 품질을 유지할 수 있을까", "원래 연금 생활을 하는 고령자가 의료·개호의 자기 부담분과 서비스 포함 고령자 주택의 임대료 부담을 감당할 수 있을까" 등의 불안과 우려의 목소리도 있다.

그리고 서비스 포함 고령자 주택의 급격한 증가 추세에 대도시 근교의 자치단체도 신경을 곤두세우고 있다. 도시부의 고령자가 대도시 근교의 서비스 포함 고령자 주택에 입주하면 '자치단체의 개호보험 재정이 압박받는다'고 걱정을 하고 있다. 이러한 걱정의 발단이 된 것이 바로 서비스 포함 고령자 주택에는 '주소지 특례'를 적용할 수 없다는 것이다. 주소지 특례는 피보험자가 시설 입소 등 때문에 주소를 옮겼을 경우에 이전의 자치단체가 계속해서 보험 급여를 부담하는 특례이다. 주소지 특례는 특별 양호 노인 홈에는 적용되지만, 서비스 포함 고령자 주택에는 적용되지 않는다. 서비스 포함 고령자 주택에 다른 자치단체 주민이 입주하면, 서비스 포함 고령자 주택이 위치한 자치단체의 개호보험 급여 부담이 늘어날 것으로 우려한다.

서비스 포함 고령자 주택은 탈(脫)병원화 시대를 맞아 선진국의 추세에 맞춰 도입되었다. 그러나 급속한 증가와 함께 어두운 부분도 명확히 드러났다. 2014년도 진료수가 개정과 2015년도 개호수가 개정에서 동일 건물 감산, 부지 내 사업소 감액이 그 예가 된다. 방문간호 스테이션도 이로 인한 타격을 받았고, 서비스 포함 고령자 주택과 특정 시설(개호서비스 포함 유료 노인 홈)에서 제공하는 방문간호의 진료수가와 개호수가 모두 영향을 받았다.

그러나 덴마크의 프라이버시 에보리(케어 포함 고령자 주택)처럼 간호 케어를 병설한 대규모 고령자용 주택이 도시부에 필요한 시대인 만큼, 국토교통성이 제안하는 거점형 서비스 포함 고령자 주택이 꼭 확대되기를 바란다.

[참고문헌]

국토교통성, “서비스 포함 고령자용 주택 정비 등의 올바른 방안에 관한 검토회” 보고서 (좌장, 타카하시 히로시, 고령자주택재단 이사장, (전)국제의료복지대학 교수)

http://www.mlit.go.jp/jutakukentiku/house07_hh_000120.html

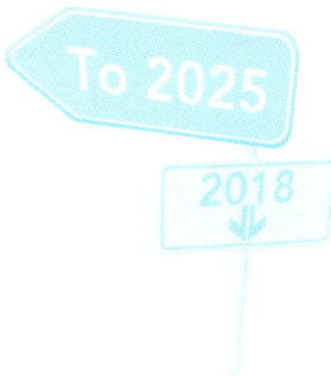

제8절

저소득 고령자와 주거 대책

월 부담액 15만 엔이라는 선택의 기로

필자는 일반재단법인 고령자주택재단(타카하시 히로시(高橋紘士) 이사장)의 2016년도 연구 사업인 '의료·개호 요구(Needs)가 있는 고령자 등의 지역 거주 방식에 관한 조사 연구 사업'에 참가하였다.

이 연구에서 특히 흥미로웠던 것은 병원에 입원해 있던 요개호 노인 환자가 퇴원할 때, 퇴원 후에 가는 곳은 환자 본인이 매달 부담할 수 있는 금액에 따라서 결정된다는 점이었다. 월 15만 엔 이상을 부담할 수 있는 (비교적 여유있는) 요개호 퇴원 환자는 서비스 포함 고령자 주택이나 개호 서비스 포함 유료 노인 홈을 선택한다. 그러나 부담할 수 있는 금액이 15만 엔(즉, 연 수입 약 200만 엔 정도) 이하이면, 환자는 어쩔 수 없이 자택을 선택한다는 것이다. 2010년 국민 생활 기초 조사에 따르면 고령자 세대의 수입이 200만 엔 미만인 저소득 세대는 전체 고령자 세대의

도표 3-16 고령자 세대의 소득(옅은 색은 세대 연수입 200만 엔 미만층)

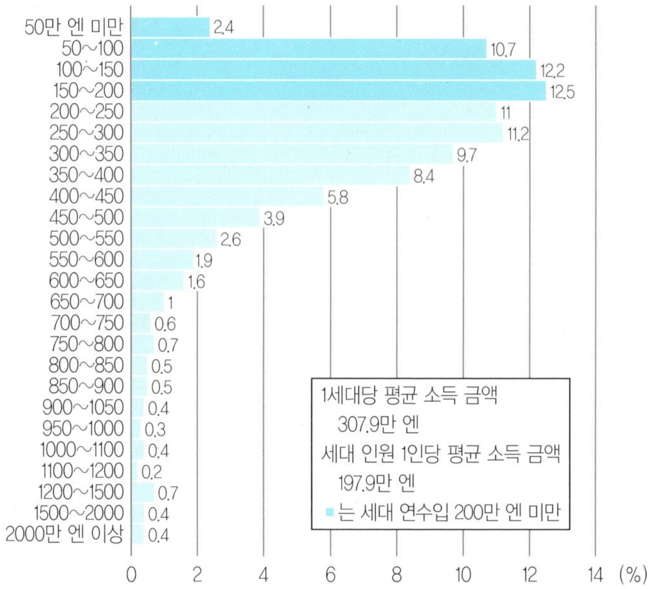

출처 : 후생노동성 「2010년 국민 생활 기초 조사」

38%에 달한다(도표 3-16).

이러한 현상은 혼자 사는 독거노인이나 부부 두 사람만 사는 고령자 세대가 급증하고 있기 때문에 발생한다. 예를 들면, 단신 고령자 세대 수는 2010년 466만 가구에서 2030년에는 717만 가구로 1.5배 증가할 것이다. 그리고 요개호도 3 이상의 요개호자 수는 2015년 224만 명에서 2030년 343만 명으로 1.5배 증가할 것이다. 독거노인이 퇴원할 때 가장 불안해하는 부분이 퇴원 후에 의존할 수 있는 사람이 없다는 것, 질병 악화나 급변 시에 발견할 수 있는 사람이나 도움을 줄 수 있는 사람이 곁에 없다는 것이다. 거기에 고독사에 대한 불안까지 안게 된다.

그래서 퇴원 후에 케어가 제공되는, 혹은 안부 확인 등을 제공하는 거주형 서비스를 찾게 되는 것이다.

그러나 퇴원 후에 갈 곳이 마땅치 않은 고령자도 많다. 도쿄도 사회복지협의회가 2010년 9월 한 달간 고령자의 퇴원 관련 상담 건수를 조사한 결과, '퇴원 후 갈 곳을 찾지 못하였다'는 건이 병원에서 37.8%, 지역포괄지원센터에서 38.5%, 거택 개호 지원 사업소에서 47.4%나 되었다. 그 중에서도 저소득 고령자는 더욱 퇴원 후에 갈 곳을 찾기 어려워했다. 개호 포함형 유료 노인 홈이나 서비스 포함 고령자 주택이 늘어나고 있지만, 저소득자 고령자에게 거주형 서비스는 그림의 떡이나 마찬가지다. 이런 이유에서 현재 저소득자도 부담 가능한 값싼 거택형 서비스가 선호되고 있다.

고령자와 주거

여기에서는 고령자용 거주형 서비스에 대하여 살펴보도록 한다.

고령자용 거주형 서비스는 ① 특별 양호 노인 홈, ② 양호 노인 홈, ③ 경비 노인 홈, ④ 유료 노인 홈, ⑤ 서비스 포함 고령자용 주택, ⑥ 치매 고령자 그룹 홈의 총 여섯 가지이다.

도표 3-17은 각각의 정의와 기능을 보여준다. 우선 설치 주체별로 보면 지방 공공 단체 등의 비영리 공적 단체와 영리 법인이라는 두 그룹으로 나누어진다. 전자는 ① 특별 양호 노인 홈, ② 양호 노인 홈, ③ 경비 노인 홈으로, 후자는 ④ 유료 노인 홈, ⑤ 서비스 포함 고령자용 주택, ⑥ 치매 고령자 그룹 홈으로 나뉜다. 기본적인 성격도 저소득 고령자용, 일반 고령자용, 치매 환자용으로 세 가지가 있다. 저소득 고령자용이 ①~③이며, 일반 고령자용이 ④와 ⑤, 치매 환자용이 ⑥이다.

방의 면적을 보면 ①과 ②는 10.65㎡, ④는 13㎡(참고치), ⑤는 18㎡

도표 3-17 고령자용 주택의 개요

	① 특별 양호 노인 홈	② 양호 노인 홈	③ 경비 노인 홈	④ 유료 노인 홈	⑤ 서비스 포함 고령자용 주택	⑥ 치매 고령자 그룹 홈
근거법	• 노인복지법 제20조의 5	• 노인복지법 제20조의 4	• 사회복지법 제65조 • 노인복지법 제20조의 6	• 노인복지법 제29조	• 고령자 주거법 제5조	• 노인복지법 제5조의 2 제6항
기본적 성격	요개호 고령자를 위한 생활시설	환경적, 경제적으로 곤란한 고령자 시설	저소득 고령자를 위한 주거	고령자를 위한 주거	고령자를 위한 주거	치매 고령자를 위한 공동 생활 주거
정의	입소자를 양호하는 것을 목적으로 하는 시설	입소자를 양호하여 자립된 생활을 영위케하고 사회적 활동에 참여하기 위해 필요한 지도 및 훈련 그 외의 원조를 실시하는 것을 목적으로 하는 시설	무료 또는 낮은 요금으로 식사 제공, 그 외 일상생활상 필요한 편의를 제공하는 것을 목적으로 하는 시설	노인을 입주시켜 ① 입욕, 배설, 또는 식사 개호 ② 식사 제공, ③ 세탁, 청소 등의 가사, ④ 건강 관리 중의 서비스를 지원하는 시설	상황 파악 서비스, 생활 상담 서비스 등의 복지서비스를 제공하는 주거	입욕, 배설, 식사 등 개호 그 외의 일상 생활의 지원 및 기능 훈련을 포함하는 공동 생활을 하는 주거
이용 가능한 개호보험	• 개호복지 시설 서비스	• 특정 시설 입소자 생활 개호 • 방문개호, 통소개호 등의 거택 서비스				• 치매 대응형 공동 생활 개호
주된 설립주체	• 지방 공공 단체 • 사회 복지 법인	• 지방 공공 단체 • 사회 복지 법인	• 지방 공공 단체 • 사회 복지 법인 • 지사 허가를 받은 법인	• 제한 없음 (영리 법인 중심)	• 제한 없음 (영리 법인 중심)	• 제한 없음 (영리 법인 중심)
대상자	65세 이상의 사람으로 신체상 또는 정신상 심한 장애가 있기 때문에 상시 개호를 필요로 하고 또한 집에서 이러한 서비스를 받는 것이 곤란한 사람	65세 이상의 사람으로 환경상 및 경제적인 이유로 집에서 양호를 받는 것이 곤란한 사람	신체 기능의 저하 등에 따라 자립된 생활을 영위하는 데 불안하다고 인정된 사람으로 집에서 원조를 받는 것이 곤란한 60세 이상의 사람	노인 ※노인 복지법상, 노인에 관한 정의가 없기 때문에 해석은 사회적 통념에 따른다	다음 어딘가에 해당하는 단신 · 부부 세대 • 60세 이상의 사람 • 요개호/요지원 인정을 받고 있는 60세 미만의 사람	요개호/요지원자로 치매를 가지고 있는 사람 (치매가 원인이 되는 질환이 급성 상태에 있는 사람은 제외한다.)
1인당 면적	10.65㎡	10.65㎡	21.6㎡(단신) 31.9㎡(부부) 등	13㎡(참고치)	25㎡ 등	7.43㎡
물건 수※	8,935건(2014년10월)	953건(2012년10월)	2,182건(2012년10월)	9,581건(2014년7월)	4,932건(2014년9월30일)	12,597건(2014년10월)
정원 수※	538,900명(2014년10월)	65,113명(2012년10월)	91,474명(2012년10월)	387,666명(2014년7월)	158,579호(2014년9월30일)	184,500명(2014년10월)

※① · ⑥ → 개호 급여비 실태 조사(「정원 수」에 대해서는 이용자 수), ② · ③ → 사회 복지 시설 등 조사(기본표)
④ → 후생노동성 보건국 조사 ⑤ → 서비스 포함 고령자용 주택 정보 제공 시스템 조사

출처 : 후생노동성 노건국 고령자 지원과 「후생노동성 (노건국)의 대책에 관하여」, 2015년 4월 10일

혹은 25㎡이다. 시설 수를 보면 ⑥이 1만 2,597건으로 가장 많았고 ④ 9,581건, ① 8,935건, ⑤ 4,932건, ③ 2,182건, ② 953건 순이었다.

정원 수의 증가율이 가장 높은 것은 ④이고, 그 뒤로 ⑤, ①, 그리고 노인 보건 시설 순으로 이어진다.

각각의 거주형 시설에 대한 규제 현황을 살펴보도록 하자. 특별 양호 노인 홈, 개호 노인 보건 시설, 양호 노인 홈 등은 정부 혹은 자치단체의 총량 규제 방침이 있어서 현재는 제한 수에 도달해 있는 상태이다. 또 2006년 4월에 있었던 개호보험법의 개정으로 특정 시설(개호 유료 노인 홈, 케어 하우스)의 수도 제한을 받게 되었다. 특정 시설이란 정해진 기준을 충족하면, 시설이 제공하는 개호서비스 등이 개호보험의 적용을 받는 시설을 말한다. 앞에서 이야기한 개호보험법 개정으로 인해 특정 시설을 제한하는 자치단체가 늘어났다. 이러한 특정 시설이 증가하면 자치단체가 부담해야만 하는 개호수가가 늘어나기 때문이다.

이러한 이유에서 시설 내에 개호 인력을 고용하여 개호서비스를 제공하는 시설은 더 이상 증가하지 않고 있으며, 반대로 개호서비스를 외부에서 제공하는 서비스 포함 고령자용 주택이나 주택형 유료 노인 홈은 증가하고 있다. 이러한 시설은 일반 주택과 마찬가지로 외부 서비스를 이용한다는 점에서 앞에서 이야기한 규제 대상이 되지 않기 때문에 증가하는 것이다.

유료 노인 홈

유료 노인 홈의 성장에 대해서 살펴보도록 하자. 유료 노인 홈은 2006년 노인복지법의 개정으로 급격히 증가하였다. 이 개정으로 정원 10명이라는 요건이 폐지되었고, 식사 제공뿐이던 서비스 내용이 식사 제공, 개호, 가사, 건강 관리 중 하나를 선택할 수 있도록 변경되었다. 그 결과 2006년에 2,104건이었던 유료 노인 홈의 수는 2014년에 9,581건으로 10년 사이에 4.5배 증가하였다.

유료 노인 홈은 개호 포함 유료 노인 홈과 주택형 유료 노인 홈으로 분류된다. 전자가 개호 등의 서비스를 시설 내에서 제공하고 있는 반면, 후자는 개호서비스 등이 외부로부터 제공된다는 점에서 차이를 보인다. 2014년 유료 노인 홈은 9,581개로 개호 포함 유료 노인 홈이 5,100개(61%), 주택형 유료 노인 홈이 3,308개(39%)이다.

개호 포함 유료 노인 홈과 주택형 유료 노인 홈을 비교하면, 전자는 월 부담액이 15만 엔을 넘지만, 후자는 13만 엔 정도이다. 그러나 방 1개당 평균 면적은 전자가 22m²인데 반해서, 후자는 18m²(심한 곳은 13m² 미만인 곳도 많음)이다. 스프링클러가 설치된 곳은 양쪽 모두 합쳐 80% 정도이다.

최근에 저소득 고령자를 대상으로 임대료를 낮게 책정한 주택형 유료 노인 홈이 인기가 있다. 다만, 이러한 저임대료 주택 유료 노인 홈 중에는 아직 신고하지 않은 곳도 많다. 미신고 유료 노인 홈은 방도 좁고 스프링클러의 설치 비율도 낮다. 그러나 월 부담액은 10만 엔 이하로 상당히 저렴하다. 이러한 미신고 유료 노인 홈에는 특정 서비스 이용을 강요하거나 유도하는 행위, 이용료의 반강제적인 인상, 광고된 내용과 실제 제공 서비스의 괴리 등 여러 가지 문제가 지적되고 있다.

분명히 저소득 고령자를 대상으로 하는 유료 노인 홈(특히, 저임대료 주택형 유료 노인 홈)의 수요가 앞으로 늘어나리라 생각된다. 그러나 저임대료, 서비스의 질, 기준 준수, 이 세 가지를 갖춘 주택형 유료 노인 홈의 개발이 향후의 과제가 될 것이다.

빈집 활용

마지막으로 빈집을 활용한 저소득 고령자용 주거 대책에 대해 살펴보도록 하자.

현재, 인구 감소로 빈집이 늘어나고 있다. 총무성의 2008년 조사에 의하면, 전국에 약 757만 채의 빈집이 있다고 한다. 이는 주택 전체의 13%에 해당한다. 특히, 도쿄도는 75만 채, 오사카부는 63만 채로 대도시에 빈집이 상당히 많다. 이런 상황에서 정부는 빈집을 활용한 저소득 고령자용 주거 대책인 '저소득 고령자 등의 주거·생활 지원 모델 사업'을 예산화하였고, 이 사업을 2014년에 시작하였다.

지금부터는 이 모델 사업의 토대가 된 일반 재단 법인 고령자 주택 재단의 '지역친선사업(地域善隣事業)'에 대해 살펴보도록 하자.

지역친선사업은 지역에서 계속 살 수 없는 저소득 고령자를 대상으로 한다. 이 사업은 지역포괄케어시스템의 중심 과제인 주택 문제를 지금까지 크게 관련이 없었던 지역 복지와의 연계를 통해 해결점을 찾으려고 한 새로운 시도이기도 하다. 지역친선사업은 ① 하드웨어적인 면에서 '주거' 확보, ② 소프트웨어적인 면에서 '주거 방식(생활)'지원이라는 두 기둥으로 이루어진다. ①의 '주거' 확보에서는 대상자가 거주하기에 적당한 주택 매물 확보, 집주인 등과의 연계, 거주 지역의 주택 매물 정보 파악, ②의 '주거 방식(생활)' 지원에서는 지원 대상자에 대한 파악, 지원 계획의 작성, 거주지 입주자 간의 또는 지역과 상호 도움 체제 구축, 대상자와 거주지의 매칭, 대상자의 욕구(Needs)에 맞춘 일상 생활상의 지원 등의 지원을 한다.

이러한 지역친선사업을 원활하게 진행하기 위해 관계자 간의 네트워크·협동의 장으로서 '플랫폼 기능'을 구축한다. 구체적으로는 지역 관계

도표 3-18 「저소득 고령자 등 주거 · 생활 지원 모델 사업」의 개요

2017년도 예산액 4,000만 엔

후생노동성 노건국 고령자 지원과〈03-3595-2888〉

1. 사업 개요

자립된 생활이 곤란한 저소득 · 저자산 고령자를 대상으로 사회복지법인과 NPO법인 등이 지역 연계 · 협동 네트워크를 구축하고
① 기존의 빈집 등을 활용한 주거 확보를 지원함과 동시에
② 일상적인 상담 등(생활지원)과 감시를 통해 고령자가 지금까지 살아온 지역에서 계속적으로 안심하고 생활할 수 있도록 체제를 정비하는 것 등에 관해 정부 차원에서도 지원을 실시한다.

2. 실시 주체

시구정촌(사회복지법인, NPO법인 등에 위탁 가능)

3. 보조 단가 등

1사업당 5,724천 엔(정액) ※최장 3년

(사업 이미지)

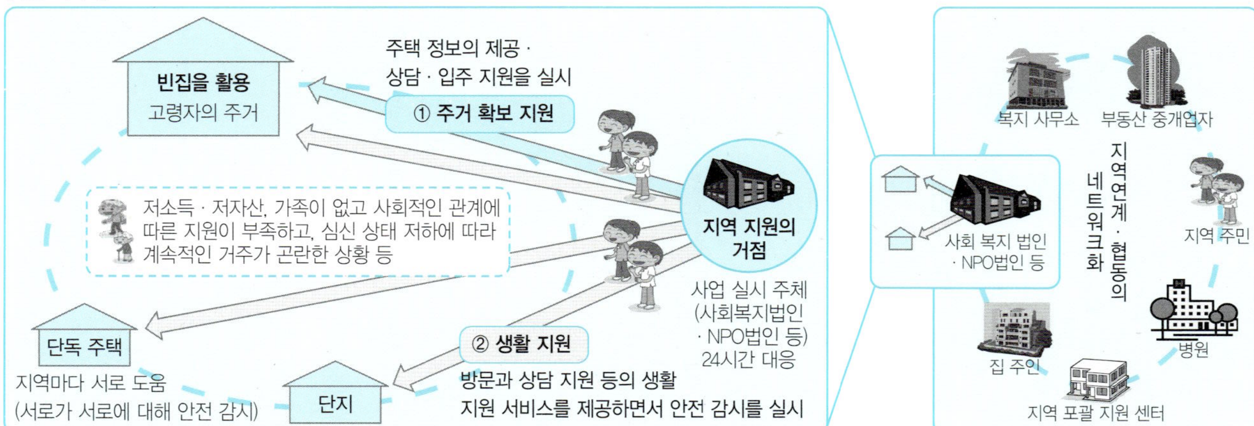

출처 : 내각부 지방 창생 추진 사무국 「벌 수 있는 마을 만들기를 지원하는 포괄적 정책 패키지 2017」 자료, 2017년 3월 31일

자 네트워크·협력 체제 구축, 대상자가 거주하기에 적당한 주택 매물 확보, 주택 매물 정보 공유, 지원 대상자를 파악하기 위한 정보 공유, 정보의 올바른 개시 방법, 사업의 투명성이나 사회적 신뢰 확보를 위한 규칙 작성, 기부 요청 등의 민간 재원 확보 활동 등을 한다.

이러한 플랫폼의 참가 대상으로는 사회 복지 법인, NPO법인, 의료 법인과 그 협동체 등의 사업 거점, 지역 중심으로 활동하는 집 주인·부동산 사업자, 의료기관, 개호 사업소, 주민 조직, 지역포괄지원센터 등을 생각할 수 있다.

지역친선사업 개념을 바탕으로 앞에서 언급한 저소득 고령자 등 주거·생활 지원 모델 사업이 2014년에 예산화되었다. 도표 3-18은 이 모델 사업의 개념을 설명하고 있다.

이상으로 저소득자용 요개호 고령자의 거주형 서비스에 대해서 살펴보았다. 독거 혹은 부부 둘만 사는 세대, 요개호에 저소득이라는 상황에 놓인 고령자는 앞으로 급격하게 증가할 것이다. 이러한 고령자를 지원할 수 있는 시스템을 만드는 것이 앞으로의 과제이다. 서비스를 외부로부터 제공받는 저소득자용의 유료 노인 홈이나 빈집 대책과 지역 개호·복지 사업을 조합한 지역친선사업에 기대를 걸고 있다.

[참고문헌]

타카하시 히로시(高橋紘士), 2015년도 노인 보건 사업 추진비 등 보조금 노인 보건 의료 증진 사업 '의료·개호 요구(Needs)가 있는 고령자 등의 지역 거주 방식에 관한 조사 연구 사업' 보고서

제9절

건강 · 의료 · 개호의 통합 데이터베이스 구축

2017년 7월 4일, 시오자키 야스히사(塩崎恭久) 후생노동 장관(당시)은 각의 후에 다음과 같은 두 가지 계획을 공표하였다. 첫 번째는 '국민의 건강을 위한 빅데이터 활용 추진에 관한 데이터 헬스 개혁 추진 계획·공정표'(이하, 데이터 헬스 개혁 계획), 두 번째는 '지불 기금 업무 효율화·고도화 계획·공정표'(이하, 지불 기금 개혁 계획)이다.

발표 당시 회견에서 시오자키 장관(당시)은, "데이터 헬스 개혁 계획"은 "보건 의료 데이터 플랫폼"의 구축과 그 구체적인 활용 방법, 운용·관리를 위한 올바른 방안에 관한 것이며, 또 "지불 기금 개혁 계획"은 심사 지불 기관을 "업무 집단"에서 "스스로 생각하고 행동하는 두뇌 집단"으로 개혁하는 것이라고 설명하였다.

여기에서는 2개의 계획이 실행된 배경과 그 과제에 대해 살펴보도록 하자.

데이터 헬스 개혁

먼저 '데이터 헬스 개혁 계획'에 대하여 살펴보도록 하자. 오늘날은 의료기관의 의료비 청구서 전산화율이 거의 100%인 시대이다. 그래서 사회보험진료보수 지불기금과 국민건강보험단체연합회(국보연)의 심사 지불기관에는 의료비 청구서 전산화로 연간 약 20억 건의 의료비 청구 데이터가 축적되고 있다. 또, 특정 건강검진 등의 건강검진 정보는 연간 약 3,000만 건의 정보가 심사 지불 기관에 모이고 있고, 그 외에 국보연은 연간 약 1.5억 건의 개호비 청구서를 심사하고 있다.

게다가 이러한 의료비 청구서의 정보와 특정 건강검진 등의 정보는 후생노동성의 의료비 청구서 정보·특정 건강검진 등 정보 데이터베이스(NDB)에도 축적되고 있으며, 그 수는 의료비 청구서가 약 110억 건(2009년 4월~2016년 1월분), 특정 건강검진 등의 정보가 약 1.7억 건(2008년도~2014년도 실시분)이다.

또, 개호비 청구서 정보는 개인의 요개호 인정 정보 등과 함께 후생노동성의 개호보험 종합 데이터베이스에 축적되고 있으며, 그 수는 개호비 청구서가 약 5.2억 건(2012년 4월~2015년 10월분), 요개호 인정 정보가 약 4,000만 건(2009년 4월~2016년 5월분)에 이르고 있다. 이제 일본은 세계에서 최대급의 건강·의료·개호의 빅 데이터를 보유하는 나라가 되고 있다. 그리고 이 빅 데이터를 어떻게 유용하게 활용하느냐가 하나의 큰 과제가 되고 있다.

하지만 이 데이터를 활용하기 위해서는 몇 가지 해결해야 하는 문제가 있다. 그중의 하나가 이러한 데이터가 분산 관리되고 있어서, 서로 연결된 통합적인 데이터베이스로 되어 있지 않다는 점이다. 분명 앞에서 이야기한 NDB와 같은 의료비 청구서 정보와 특정 건강검진 등의 정보 데이터베이스는 개인 수준에서는 연결이 되어 있다. 하지만 이것도 아직 완벽한 수준에 이르지 못했다. 몇 년 전에 두 개의 데이터베이스 간에 개인 수준의 데이터 매칭률을 확인했는데, 기술적인 문제로 인하여 25%밖에 매칭되지 않았다.

또 국민건강보험연합(국보연)에는 이미 의료·개호의 정보를 연결한 국민건강보험 데이터베이스(KDB) 시스템이 구현되어 있고, KDB를 활용한 보험자의 데이터 헬스 계획의 작성 지원 등의 시스템이 가동되고 있다. 다만 KDB는 국보연 안에서만 사용되는 데이터베이스이기 때문에 심사지불기금[1]의 데이터베이스와는 연결되지 않는다.

대부분 국민은 생산 연령기에 피고용자 보험에 가입하고, 고령이 되어 퇴직하고 나면 국민건강보험에 가입된다. 더 나이가 들면 후기 고령자 의료 제도에 가입되고, 요개호 인정을 받아 개호보험 서비스의 대상이 된다. 이처럼 의료·개호의 경우는 라이프 사이클 안에서 가입하는 보험 제도가 바뀌어 가게 된다.

이러한 가운데 국민건강보험에는 개인의 질병 및 의료에 관한 정보는 있지만, 건강한 시기에 관한 정보가 없다. 한편, 피고용자보험에는 장년기의 특정 건강검진 등의 정보가 있는데, 결과에 해당하는 의료 또는 개호에 관한 정보가 없다.

이러한 모든 정보를 개인 수준으로까지 연결할 수 있다면, 개개인의 건강·의료·개호에 관한 생애(生涯)력을 통합적인 데이터베이스를 통해 분석할 수 있게 되고, 의료나 개호의 질을 더욱 향상할 수 있을 것이다.

---

1) 심사지불기금은 청구된 진료비를 심사하는 곳으로서 한국의 건강보험심사평가원과 같은 기능을 하는 기구이다.

건강·의료·개호의 통합 데이터베이스

앞으로 이러한 가능성을 실현하기 위해서는 건강·의료·개호 데이터베이스를 연결하고, 그것을 정보 플랫폼화하는 정책을 추진해야만 한다. 플랫폼화된 정보는 민간 부문을 포함하여 전문가들에 의한 폭넓은 분석을 가능하게 하고, 그 분석 결과를 보험자와 현장의 의료 관계자 등에게 피드백함으로써 의료의 질 향상과 보험자 기능의 강화 등에 크게 기여할 수 있다.

이러한 사고방식을 토대로 이번 '데이터 헬스 개혁 계획'은 2020년까지 건강·의료·개호의 데이터베이스를 연결한 통합적인 '보건 의료 데이터 플랫폼'의 구축을 제안하고 있다(도표 3-19).

이 보건 의료 데이터 플랫폼을 연구 기관 등이 보유하고 있는 데이터베이스와 연결하여 의료 개호의 질 향상 연구에 사용하거나, 또는 도도부현이나 시구정촌은 이것을 이용하여 '지역 의료 구상'과 '지역포괄케어 시스템'구축에도 이용할 수 있을 것이다. 더 나아가 민간 기업의 이용도 생각할 수 있는데, 의약품 개발을 비롯한 다양한 기업 차원에서의 활용 방안도 검토할 수 있다.

지불 기금 개혁 계획

두 번째 개혁인 '지불 기금 개혁 계획'을 살펴보도록 하자. 지불 기금 개혁 계획의 항목은 ① 심사 지불의 새로운 시스템 구축, ② 심사 업무의 효율화, ③ 지불 기금 지부 간의 지역 격차 해소, ④ 심사원회의 거버넌스 강화, ⑤ 조직 및 체제 개편 등이다.

이 항목들에 대하여 구체적인 논의를 한 '데이터 헬스 시대의 질 높은

도표 3-19 의료 개호 분야의 공정표(이미지)

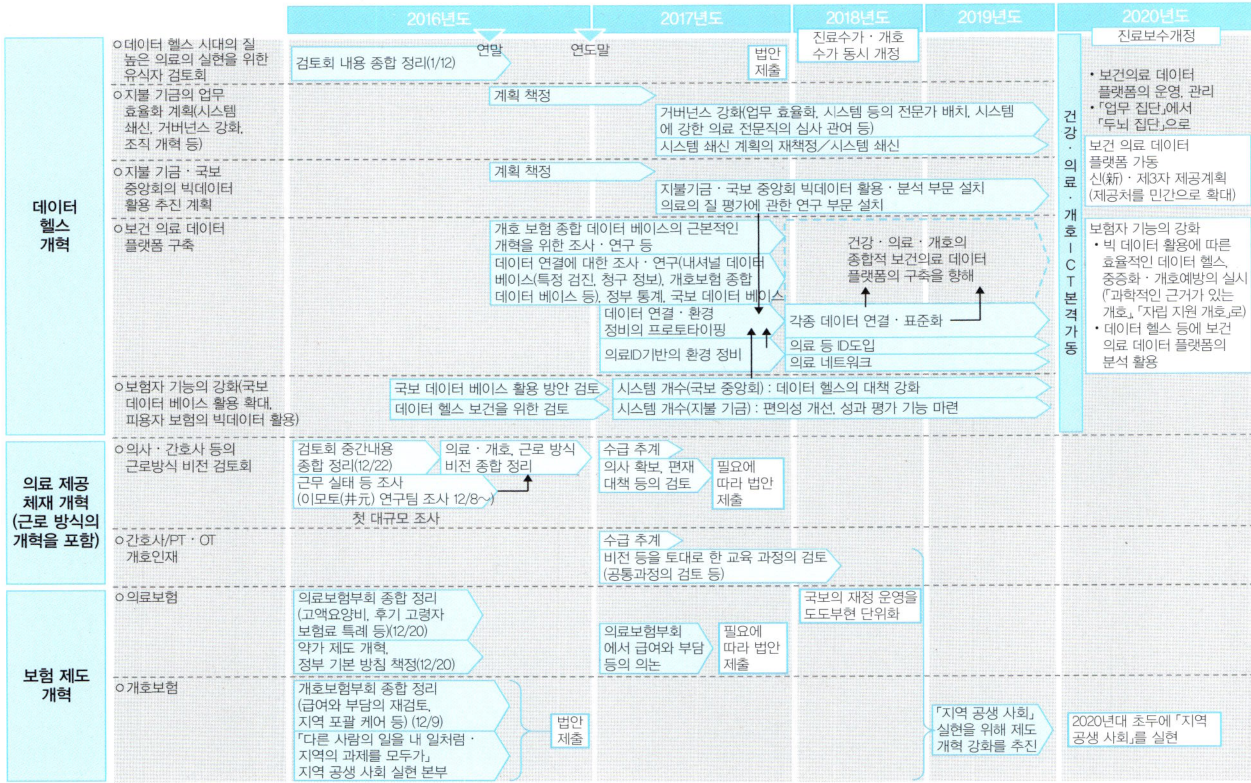

출처 : 제35회 청구 정보 등의 제공에 관한 유식자 회의 자료, 2017년 2월 8일

의료의 실현을 위한 유식자 검토회'(좌장: 모리타 아키라(森田朗)·국립 사회 보장·인구문제 연구소 소장)의 2017년 1월 12일 보고서(이하, 유식자 회의 보고서)에는 그 배경과 제안 내용이 실려 있다. 지금부터는 그 내용에 대하여 살펴보도록 하자.

유식자 회의 보고서에는 일본의 의료보험 제도가 피보험자의 피고용자 보험과 국민건강보험 간에 이동이 있다는 사실을 토대로 심사 지불 기관의 심사 업무 효율화와 심사 기준 통일화를 검토할 필요가 있고, 이를 위해 지불 기금과 국보연의 개혁 검토를 일체적으로 추진할 필요가 있다고 보고하였다. 다만 지불 기금에 대해서는 현재 보유하고 있는 시스템을 새롭게 바꾸어야 하는 시기라는 점과 규제 개혁 회의에서 이미 지적을 받은 사항을 토대로 지불 기금에 의한 개혁 방안을 먼저 추진해야 한다고 보고하였다. 한편, 국보연에 의한 개혁도 지불 기금에 의한 개혁을 토대로 상황을 보면서 지불 기금과의 심사 기준 통일화도 포함하여 계속 검토하며 추진하면서 검토하기로 하였다.

또한 새롭게 구축 설계되는 지불 기금의 시스템은 기존 심사의 질은 유지하면서 보험자의 기능 강화, 의료기관 등의 부담 경감, 심사 사무 직원 및 심사 위원의 부담 경감, 심사 기준의 통일화 등의 업무 개혁을 토대로 만들고, 더 나아가 건강·의료·개호 정보 분석이 가능하도록 하여 지불 기금을 '두뇌 집단'으로 바꾸도록 한다.

우선, 지불 기금의 업무 개혁에 관하여 심사 절차의 간소화가 필요하다. 이를 위해 의료기관 등과 보험자의 부담 감소를 의식하면서 심사 프로세스를 구축해 갈 것이다. 그렇게 하기 위해서는 먼저 지불 기금에서 실시되고 있는 컴퓨터 체크 규칙을 공개하는 것이 중요하다. 규칙을 공개함으로써 의료비 청구서를 병원으로 반환(返戻)하는 수가 감소할 것이고, 지불 기금 직원이 하고 있는 심사 공조 사무(審査共助事務)가 줄어드는 등 효율화를 도모할 수 있다. 다만 공개를 하는 데 있어서 보험자와 의료 관계자 등과의 의견 조정을 한 후에 공개 기준을 정하는 일이 필요하다. 그리고 유식자 회의 보고서는 이러한 대책을 추진함과 함께 후생노동성 역시 진료수가 점수에 관한 고시와 통지의 해석을 명확하게 해야만 한다고 지적하고 있다.

또한, 현재의 재심사 신청과 반환된 청구서에 대한 재청구는 종이 매체로 주고받는 경우가 대부분인데, 이는 업무 효율화에 방해가 되기 때문에 원칙적으로 전자화해야 한다고 지적하였다. 또한, 의료비 청구서의 형식에 대해서는 되도록 사람이 눈으로 직접 하는 심사를 줄이기 위해서 컴퓨터 체크로 판정 가능한 형식으로의 전환을 제안하였다.

그리고 각 지불 기금의 지역 간 차이와 지불 기금과 국보연의 차이를 포함하여 컴퓨터 체크, 청구 내용의 오류, 의문 사항 및 그 해결 상황 등의 심사 프로세스를 가시화할 필요가 있음을 지적하였다. 이러한 작업 등을 통해 심사의 근거를 높이고, 심사 기준의 통일화를 도모할 수 있다.

한국의 HIRA가 모델

이러한 심사 지불 기관의 개혁은 이웃 나라 한국이 앞서 있다고 생각한다. 2016년에 한국에 있는 건강보험심사평가원[2](HIRA: Health Insurance Review and Assessment Agency)을 방문하여, 그 간의 개혁 과정에 대하여 관계자로부터 이야기를 들을 수 있었다.

한국은 일본의 제도를 모델로 삼아 1977년에 건강 보험 제도를 도입하였다. 그리고 1990년대 후반에 대대적인 보험자 제도 개혁을 하였다. 2000년 7월에 350개였던 보험자를 국민건강보험공단으로 통합하였다.

---

2) 본사는 강원도 원주시에 위치하고 있고, 현재의 서울 사무소가 과거의 본사이다.

이로써 한국은 전체 인구 약 5,000만 명을 커버하는 거대한 하나의 보험자를 형성하였다.

보험자의 통합이 이루어진 2000년, 국민건강보험공단은 의료비 청구서의 심사 평가를 위한 조직인 HIRA를 분리 독립시켰다. HIRA는 약 1,500명의 직원으로 구성되었으며, 연간 약 10억 건의 의료비 청구서를 처리한다. 그리고 2004년에 HIRA는 의료비 청구서를 100% 전산화하는 데 성공하였다. 일본으로 말하자면, 지불 기금과 국보연을 통합하고, 이와 동시에 의료비 청구서를 100% 전산화한 것이라고 할 수 있다. 이로써 한국은 심사 지불 업무의 효율화와 고도화를 달성하게 되었다. 또한 HIRA는 국민 5,000만 명분, 10억 건의 의료비 청구서 데이터와 의료기관의 치료 결과 데이터를 수집한 데이터베이스를 토대로 다양한 진료수가 지불의 적정화 평가 활동도 하고 있다.

지금부터는 HIRA의 활동에 대하여 소개하고자 한다. 예를 들어 HIRA는 2006년 이후에 진료수가 지불의 적정성 평가를 하기 위해 데이터베이스를 분석하였고, 그 결과를 의료기관에 공개하기 시작했다. 이미 공개한 주요 평가 항목으로는 '상기도 감염의 항균제 처방률', '외래에서의 주사제 처방률', '제왕 절개 분만율'이 있다. 더 나아가 공개 효과도 검증하고 있다. 예를 들면, 상기도 감염의 항균제 처방률을 병원별로 공표했더니, 기존의 상기도 감염 환자 70% 이상에게 항균제를 투여했던 병원이 발표 이후에 감소하였고, 결과적으로 항균제의 과잉 투여가 줄어들었다고 한다.

주사제 처방률은 외래에서 진료를 받은 환자 중에서 주사제 처방을 받은 환자의 비율을 뜻한다. 선진국에서는 외래 환자의 주사제 처방률이 5% 이하가 적정한 수준이라고 한다. 그러나 그동안 한국의 외래 환자 주사제 처방률은 매우 높았다. 이 문제를 해결하기 위해 HIRA는 의료기관별로 외래 환자에게 처방하는 주사제 사용 실태를 분석하고, 그 결과를 공표하였다. 결과적으로 주사제 처방률은 39.11%(2002년)에서 23.23%(2006년)로 감소하였다. 또, 제왕 절개 분만율도 한국은 WHO의 권장치인 5~15%보다 2배 이상 높았다. 그래서 제왕 절개 분만율도 의료기관별로 공표하였다.

이밖에도 의약품 적정 사용과 관련하여, 골관절염(骨関節炎)의 비(非)스테로이드 항염증제, Vasopressin 처방률, 1단위 수혈 실시율, 혈액 제제 사용률 등을 분석한다. 의료 기기의 적정 사용을 위해서는 CT사용률 등을 분석한다. 또, 고령자의 약제 사용에 대한 적정화 가이드라인인 Beer's criteria로 고령자의 의약품의 적정 사용을 검증했더니, 2005년의 처방 6,835만 건 중 876만 건(12.8%)이 Beer's criteria에 맞지 않는 부적절한 처방인 것으로 판명하였다. HIRA는 이러한 분석 결과에 대해서 의료기관이 잘 이해할 수 있도록 하고, 국민들에게 주는 파급 효과 등을 고려하여 앞으로 평가 항목 공개를 더욱 확대해 갈 것이라고 한다. 이렇게 HIRA는 한국의 의료 질의 수준 측정 및 평가와 그 개선에 엄청난 위력을 발휘하고 있다.

한국의 진료수가 제도는 보험료의 징수와 지불 시스템, 전국의 일률적인 점수표 등 대부분을 일본의 사례를 통해 연구되어 왔다. 그리고 일본보다 10년이나 더 빠르게 의료비 청구서를 100% 전산화하였다. HIRA직원은 일본에서 컴퓨터 기술을 배우고, 배운 방법대로 귀국 후에 의료비 청구서의 전자화를 추진하였다고 이야기하였다. 전산화에서는 이제까지의 복잡한 점수표를 컴퓨터 처리에 적합하도록 간소화하고, 알기 쉬운 코드를 설정하여 이차적인 활용이 가능한 데이터베이스 구조를 만들었다고 한다.

이러한 전산화나 진료수가 점수표의 간소화 등으로 심사 지불 업무의 개선을 비약적으로 도모할 수 있었고, 약 1개월이 걸리던 진료비 지불 기간을 2주로 단축할 수 있었다. 그리고 심사 수수료도 의료비 청구서 1건당 20엔(일본의 약 1/6 수준)으로 굉장히 저렴해졌다. 이렇게 HIRA는 심사 지불 업무의 개선과 의료의 질 향상을 보험자 통합과 의료비 청구서 전산화를 통해 이뤄낼 수 있었다.

일본의 지불 기금 개혁과 데이터 헬스 개혁을 위해서는 일본의 진료수가 제도를 배워갔던 한국으로부터 배우지 않으면 안 될 것이다.

[참고문헌]

데이터 헬스 시대의 질 높은 의료의 실현을 위한 유식자 검토회 보고서(2017년 1월 12일, 좌장 : 모리타 아키라, 국립 사회 보장·인구 문제 연구소 소장)

제10절

의료와 개호를 연결하는 의료복지연계사(医療福祉連携士)

2016년 11월, '의료복지연계사'의 의료복지연계강습회 수료식이 도쿄 센다기(千駄木)에 위치한 일본의과대학 강당에서 열렸다. 그해 5월부터 약 반년에 걸쳐 진행된 이 강습회도 드디어 일단락을 짓게 되었고, 수강생은 연도 말에 있을 인정(認定) 시험을 기다린다.

의료복지연계사의 인정제도는 필자가 부이사장직을 맡은 일본 의료 매니지먼트 학회가 2010년에 발족시킨 학회 인정 제도이고, 의료와 개호의 연계 및 조정 전문가의 양성을 목표로 하고 있다.

인정제도는 6개월간의 강의, 연습, 실습, 인정 시험을 거치게 되어 있으며, 2010년에 발족한 이후 현재까지 총 350명의 수료자를 배출하였다. 의료복지연계사의 직종은 간호사, 사회복지사 등으로 다양하며, 지역도 홋카이도에서 오키나와까지 전국 각지에서 모였다. 인정 시험에 합격한 수강생들은 각자의 위치로 돌아가 배운 내용 등을 가지고 큰 활약을 하고 있다.

여기에서는 의료복지연계사의 활약상에 대해서 살펴보도록 한다.

의료와 개호의 연계 ~ 그 과제 ~

단카이 세대가 후기 고령자가 되는 2025년을 향해 가면서 점점 의료와 개호의 연계에 대한 필요성이 커지고 있다. 고령화가 진행되면 될수록 요개호자는 늘어날 것이고, 개호와 의료를 동시에 필요로 하는 이용자가 늘어나게 될 것이다. 이를 위해 개호보험 서비스도 방문간호나 재택의료 서비스 등과 같은 의료서비스의 필요성이 높아지고 있고, 의료와 개호라는 두 가지 서비스를 적절히 조합시키는 케어 매니지먼트가 요구되고 있다. 마치 지역포괄케어시스템 안에서 의료와 개호의 연계가 일상적으로 필요하게 된 것이다.

그러나 당연한 이야기이지만, 의료서비스는 의료기관에서 진료수가를 토대로 제공되고, 개호서비스는 개호 사업소에서 개호수가를 토대로 제공된다. 각각의 서비스를 제공하는 인력도, 의료는 의료 종사자, 개호는 개호 종사자로 다른 가운데, 둘 간에는 큰 갭(gap)이 있다. 의료 종사자는 의료 자격을, 개호 종사자는 복지 관련 자격을 배경으로 하고 있다. 서로 교육 배경이 다르며, 업무 지시계통이나 그 순서, 사고 방법, 직장 문화도 다르다. 그리고 사용하는 용어도 미묘하게 다른 부분이 있다.

또한, 개호서비스 계획(케어 플랜)의 작성 등을 담당하는 개호 지원 전문원(케어 매니저)도 의료계 출신인지, 아니면 개호계 출신인지에 따라 케어 플랜도 미묘하게 다르다. 예를 들면 의료계 케어 매니저가 보유하고 있는 국가 자격에는 의사, 치과 의사, 간호사 등의 의료 자격이 있고, 개호계의 케어 매니저가 보유하고 있는 자격에는 사회복지사, 개호 복지사 등이 있다. 이를 모두 합하면 총 21종류이다.

원래 1명의 이용자에 대한 케어 플랜이 케어 매니저가 보유 자격에 따라 큰 차이가 나는 일은 있을 수 없지만, 실제 현장에서는 보유 자격에 따라 케어 플랜의 내용에 상당히 차이가 나고 있다. 그리고 최근에는 케어 매니저 시험의 직종별 합격자를 보면 개호 복지사가 압도적으로 많아지고 있다. 2014년의 경우에는 개호 복지계가 23,166명, 상담 지원 업무 종사자·개호 등 업무 종사자가 3,873명, 사회복지사가 3,292명, 간호사 및 준간호사 등의 의료계는 불과 2,798명이였다(도표 3-20).

이처럼 개호 복지계의 자격을 보유한 케어 매니저가 많으면 아무래도 케어 플랜에는 방문 개호 서비스가 많이 들어가고, 방문간호 서비스 등의 의료 분야 서비스는 비교적 적게 들어가게 된다. 또 개호 복지계의 케어 매니저는 의사를 비롯한 의료직과 함께 일을 하는 것에 대해 큰 불편

도표 3-20 2014년도 케어 매니저 시험 직종별 합격자 수

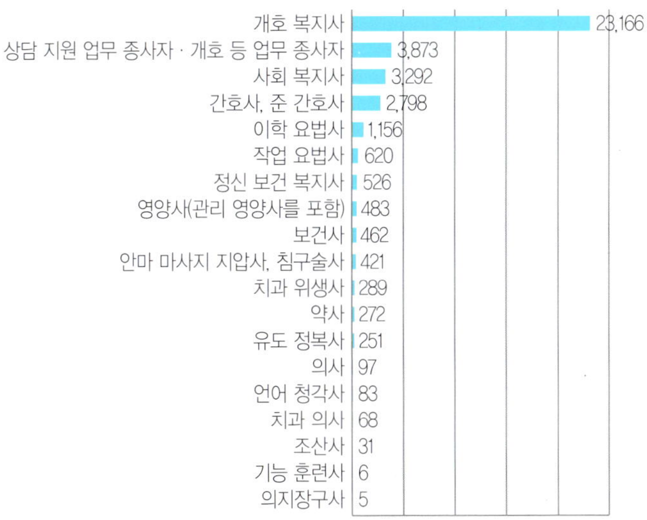

개호 복지사 23,166
상담 지원 업무 종사자 · 개호 등 업무 종사자 3,873
사회 복지사 3,292
간호사, 준 간호사 2,798
이학 요법사 1,156
작업 요법사 620
정신 보건 복지사 526
영양사(관리 영양사를 포함) 483
보건사 462
안마 마사지 지압사, 침구술사 421
치과 위생사 289
약사 272
유도 정복사 251
의사 97
언어 청각사 83
치과 의사 68
조산사 31
기능 훈련사 6
의지장구사 5

출처 : 후생노동성

함을 느끼는 것 같다. 이러한 의료와 개호 사이에 생긴 장벽을 제거하기 위해서는 결국 직종을 초월한 상호 이해가 중요하지만, 이 과제를 푸는 일이 참 어렵다.

의료와 개호 사이에 생긴 장벽

이처럼 의료서비스와 개호서비스가 각각 다른 사회 보험 체계와 배경을 가진 전문직에 의해 제공되고 있는 지금의 이 상황을 생각해보면, 이러한 장벽이 생기는 것이 당연할지도 모른다. 그러나 문제는 서비스를 이용하는 이용자는 1명이라는 점이다. 제도와 전문 인력간의 원활한 연계가 없으면 모처럼 제공되는 서비스가 엉망이 될 것이다.

물론 의료와 개호의 전문성 차이는 필요하다. 예를 들어, 오른손 마비가 있는 뇌 경색의 고령 여성에 대해 의료와 개호는 서로 다른 견해를 갖는다(도표 3-21).

의료직은 환자를 그 질병상태나 질병에 주목하는 반면, 개호직은 이용자의 일상생활 장애나 삶의 질을 중점적으로 살펴볼 것이다. 즉, 질병 모델과 장애 모델처럼 자신의 전문 분야의 입장에서 1명의 환자를 보게 되는 것이다. 이러한 모델의 차이가 전문성의 차이이며, 이것 자체는 서비스의 질 향상을 위해 꼭 필요한 것이다.

아마 간호사, 약사, 의사가 개호 복지를 공부하여 케어 매니저 자격을 취득한다면 의료와 개호 양쪽을 통합적이면서도 다각도로 볼 수 있기 때문에 가장 좋은 사례가 될 것으로 생각할 수도 있다. 그러나 현재로서 케어 매니저는 개호 복지직이 압도적으로 많고, 의료직은 그 수가 적다. 이러한 가운데 의료와 개호의 연계를 도모하기 위해서 어떻게 하면 좋을 것인가?

의료복지연계사란 무엇인가

이러한 배경하에 생긴 것이 의료복지연계사라는 일본 의료 매니지먼트 학회의 학회 인정 자격이다. 원래 일본 의료 매니지먼트 학회는 크리티컬 패스[1)]나 지역 연계 크리티컬 패스[2)], 의료 연계나 의료 안전 등 의료 현장

도표 3-21 **의료와 개호 복지는 모델이 다르고 정보도 청구서도 다르다**

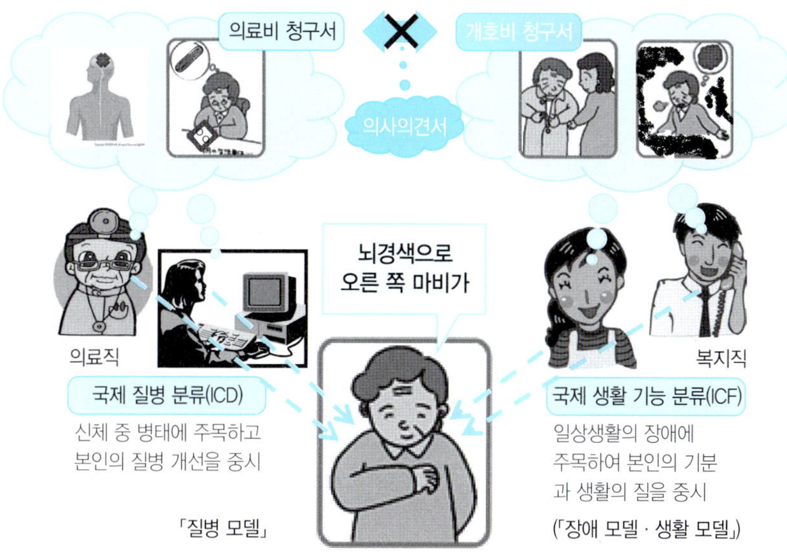

의료비 청구서
개호비 청구서
의사의견서
뇌경색으로
오른 쪽 마비가
의료직
복지직
국제 질병 분류(ICD)
신체 중 병태에 주목하고
본인의 질병 개선을 중시
「질병 모델」
국제 생활 기능 분류(ICF)
일상생활의 장애에
주목하여 본인의 기분
과 생활의 질을 중시
(「장애 모델 · 생활 모델」)

출처 : 국제 의료 복지 대학교 타카하시씨

---

1) 크리티컬 패스 : 양질의 의료를 효율적이며 안전하고 적정하게 제공하기 위한 수단으로서 개발된 진료계획표. 진료의 표준화, EBM, 설명 및 동의 강화, 업무 개선, 팀 의료의 향상 등의 효과를 얻고 있다.

2) 지역 연계 크리티컬 패스 : 급성기 병원에서 회복기 병원 등을 거쳐 조기에 자택으로 돌아갈 수 있도록 작성하는 진료계획이고, 치료를 실시하는 모든 의료기관이 함께 공유하여 사용한다.

의 다양한 과제를 다루는 의료계 학회로서 1999년에 발족하였다. 이사장은 국립 병원 기구 쿠마모토 의료센터의 명예 원장인 미야자키 히사요시(宮崎久義)씨이고, 일본 간호 협회의 전 회장인 사카모토 스가(坂本すが) 씨와 필자가 부이사장직을 맡고 있다. 현재, 회원 수는 약 8000명이고, 그중에 반 정도가 간호사이고, 4분의 1이 의사이다. 나머지는 약사 등의 의료 전문직이나 사무직과 같은 의료 종사자이다.

이 학회에서 지역 연계에 관한 의료와 개호의 연계를 실시하는 '지역 연계 코디네이터'의 양성이 필요하다고 생각하여 시작된 것이 의료복지연계사의 양성이다. 첫 대상자로 병원의 지역연계실의 간호사나 의료사회복지사 등 연계 실무자를 생각하였다. 어느 병원을 가더라도 지역 연계실이 설치되어 있지만, 교육 연수에 대한 지원은 적다. 특히 급성기 병원의 연계 실무자는 의료 케이스 워커를 제외하고는 개호 복지를 공부할 기회가 적다. 한편, 지역에는 지역포괄지원센터나 지역의 케어 매니저는 개호 복지계의 배경 지식을 가진 사람이 많지만, 병원의 의료에 대한 지식과 경험은 적다. 이처럼 각각의 지식과 경험에 차이가 있었다. 이러한 차이를 메우기 위해 의료계 학회로서 의료복지연계사의 교육 코스를 만들게 되었고 2010년도에 일본 의료 매니지먼트 학회 인정 자격으로서 의료복지연계사 제도가 시작되었다.

그러면 다시 한번 의료복지연계사의 목표를 살펴보도록 하자. 의료복지연계사란 의료·복지분야의 연계·조정 전문가로 지역의 의료 및 복지의 원활한 연계의 추진에 기여하고, 질적인 향상을 도모함으로써 한정된 의료 및 복지 기능의 효율화를 이끌며 국민의 의료 및 복지에 기여하는 것을 목적으로 하고 있다.

의료복지연계사가 되기 위해서는 일본 의료 매니지먼트 학회가 주최하는 의료복지연계 강습회를 이수하고, 학회의 인정 시험에 합격해야 한다.

의료복지연계 강습회는 일본 의료 매니지먼트 학회의 학회원이 아니라도 수강할 수 있지만, 의료복지연계사 인정 시험을 보기 위해서는 학회원으로 등록해야만 한다. 인정 시험에 합격하면, 심사를 거쳐 공식적으로 의료복지연계사가 된다.

의료복지연계 강습회

의료복지연계 강습회는 매년 5월부터 11월까지 개최되며, 강습회장은 동경에 있다. 수강 모집과 관련된 정보는 일본 의료 매니지먼트 학회의 홈페이지(http://jhm.umin.jp/)를 참조하길 바란다.

의료복지연계 강습회는 강의, 연습(워크숍), 실습으로 구성된다. 강의는 공통 과목과 의료계 과목, 복지계 과목으로 구성되며, 의료계 국가 자격을 가진 수강자는 복지계 과목과 실습을 선택할 필요가 있다. 반대로 복지계의 국가 자격과 그에 준하는 자격(예를 들면 임상 심리사 등)을 가진 수강자는 의료계 과목과 실습을 선택할 필요가 있다.

연습에서는 특히 그룹을 짜서 지역 연계 크리티컬 패스를 작성하는 연습을 하는데 상당히 독특한 프로그램이다. 입력 소프트웨어를 이용하는데, 예를 들어 A 씨의 집에 함께 사는 B 씨가 뇌경색으로 쓰러진 상황을 가정하여 급성기

도표 3-22 **의료복지연계 강습회의 강의 풍경**
(2011년 가을, 도쿄 센다기의 일본의과대학 강당)

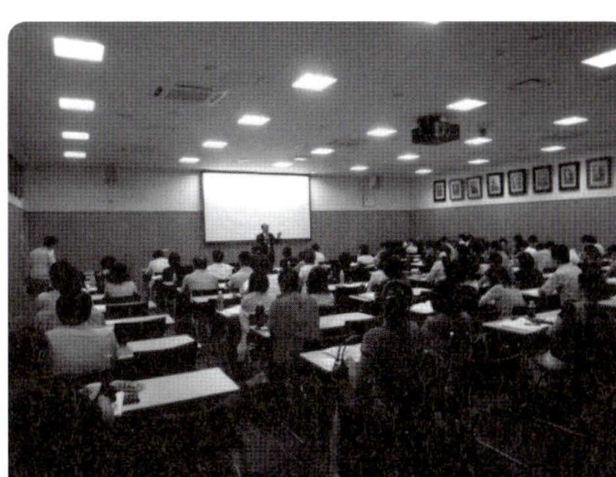

병원, 회복기 재활 훈련 병원, 만성기의 유지기 재활 훈련 병원이라는 각각의 상황에서 어떤 연계를 할지 생각하며 지역 연계 크리티컬 패스를 작성하는 연습을 한다(도표 3-22).

의료복지연계 강습회의 하이라이트는 바로 실습이다. 의료 종사자는 개호 복지형 시설, 개호 복지 종사자는 의료계 시설을 주로 방문하여 견학과 실습을 한다. 방문 시설을 실습생 스스로가 찾는 것을 시작으로 실습은 시작된다. 이러한 실습에서 지금까지 경험하지 못한 의료 현장과 개호 현장을 경험하게 되고 수강생들은 한결같이 "지금까지는 본 적 없는 세계였다", "이야기를 듣는 것보다 더욱 생생했다.", "백문이 불여일견", "시야가 넓어진 것 같다" 등의 강한 자극을 받았다고 말한다. 역시 의료·개호 각각 현장을 방문하여 업무의 흐름을 보거나 컨퍼런스에 참여하는 등의 실무 경험이 무엇보다 값진 경험이 되는 것 같다. 또, 이러한 실습 체험이 시설 담당자와의 관계 형성에도 도움이 되며, '실습한 시설에 환자를 소개할 수 있게 되었다' 등 실제 연계 업무에도 도움이 되었다고 한다. 바쁜 업무 가운데 실습생들을 받아 준 시설 관계자분들에게 진심으로 감사를 전하고 싶다.

5월부터 11월까지 대략 반년 동안, 주말 2일간의 강의·연습×5회, 1일 실습×5회가 끝난 뒤, 연도 말에 인정 시험을 본다. 시험은 공통과목, 의학계 과목, 복지계 과목에서 100문항이 출제된다. 모두 오지선다형 질문 방식이다.

전국 각지에서 활약하는 의료복지연계사

합격 인정을 받은 의료복지연계사는 2010년도부터 2014년도까지 5년 동안 284명에 이른다. 간호사 149명, 사회복지사 54명, 사무직 34명, 의사 6명, 보건사 3명 등이다. 인정 합격자는 홋카이도에서 오키나와까지 전국 각지에서 활약하고 있다. 이 중 몇 명을 소개하고자 한다.

2014년, 하코다테(函館)의 고료카쿠 병원(五稜郭病院)을 방문했을 때 일이다. 고료카쿠 병원의 퇴원 지원실의 보건사 오제키 사치코(尾関幸子)씨가 인정 합격을 받고, 정식으로 의료복지연계사가 된 것이 지역 신문에 보도되었다. 오제키씨는 "병원에서 재택으로 연결하기 위해서는 폭넓은 지식이 필요"하다고 생각하여 의료복지연계 강습회를 수강하였다고 한다. 역시 인상에 남은 것은 실습이었고 "평소 볼 수 없는 다른 시설의 현장을 본 것이 큰 도움이 되었다"고 한다.

또 2014년의 의료 매니지먼트 학회 심포지엄에서 발표한 암 연구회 아리아케병원(有明病院)의 의료사회복지사인 카츠무라 미사에(勝村美佐)씨는 "병원에서 쫓겨났다, 버림받았다고 호소하는 많은 환자를 보고, 의료복지연계사 공부를 시작한 계기였다"라고 한다.

다음은 2013년에 방문한 마쓰모토(松本)의 마루노우치병원(丸の内病院)에서 있었던 일이다. 지역 연계실의 간호사인 모치즈키 유키코(望月雪子)씨도 역시 실습을 해 많은 것을 배웠다고 한다. 실습지는 신슈 대학 부속병원(信州大学付属病院)의 의료 복지 지원 센터, 사쿠 종합 병원(佐久総合病院)의 지역 연계실, 마츠모토시 복지 사무소, 중앙 지역 포괄 지원 센터 등으로 폭넓은 견학과 실습을 했다고 한다.

오카야마현(岡山県)의 구라시키시립 코지마시민병원(倉敷市立児島市民病院)의 지역 의료 연계실 의료사회복지사인 마츠오카 쿠니히코(松岡邦彦) 씨는 다음과 같이 말하였다.

"의료 연계 강습회의 커리큘럼의 특징은 횡단적인 강의 과목에 지역 의료 연계 패스 작성 및 그룹별 토론 등 그룹 워크를 중심으로 하는 연습 수업, 자신이 소속된 의료기관 이외의 지역 의료 연계실과 복지 시설,

보건소 등에서 실시하는 임상 실습과 매우 다양한 메뉴를 단기간에 집중해서 배울 수 있다는 점이다. 그리고 무엇보다 지역 의료 연계를 통해서 지역 주민과 환자에게 더욱 좋은 것을 제공하고자 하는 열정을 가진 동료들과 만남이 매우 자극적이었다"

니이가타시(新潟市)의 제생회 니가타제2병원(済生会新潟第二病院)의 지역 의료 연계실 실장인 의료사회복지사 사이카와 요시유키(斎川克之) 씨처럼 병원과 지역의 연계뿐만 아니라 니이가타시(新潟市)의 지역포괄케어시스템까지 생각하면서 활동하는 의료복지연계사들도 있다. 사이카와 씨가 근무하고 있는 제생회 니가타제2병원은 지역 의료 재생 기금의 재택 의료 연계 모델 사업에 참여하게 되었다. 이를 통해 "이제는 행정과 함께 환자가 자신이 살아온 정든 지역에서 필요할 때에 적절한 서비스를 받을 수 있도록, 서로 서로 돕는 지역포괄케어시스템 구축을 지향한다"며 행정과의 연계 가운데 의료복지연계사로서의 경험을 살리고 싶다고 이야기하였다.

이처럼 의료복지연계사가 활약할 수 있는 곳은 병원 연계실뿐만 아니라 지역포괄케어시스템 안에서 지역포괄케어센터나 재택의료 개호 지원센터 등으로 그 범위가 넓어지고 있다.

지금까지 의료복지연계사의 학회 인정 제도에 대하여 살펴보았다. 이 강습회에서 인상적인 것은 수강생들 사이에 동기들, 그리고 수료생들 간의 인맥이 전국적으로 넓어지고 있다는 것이다. 실제로 의료 복지 강습회의 수료생들에 의해 '의료복지연계사의 모임(医療福祉連携士の会)' (http://renkeishi.net/) 활동도 활발하게 진행되고 있다. 이 모임은 수료생을 중심으로 조직화된 모임이고 회원 상호 간의 교류를 증진함과 동시에 네트워크를 활용한 정보 공유 및 교환 등을 통해 의료복지연계사로서의 역할 확립을 목표로 설립되었다.

그리고 전국에 흩어진 의료복지연계사가 절차탁마(切磋琢磨)하여 의료·복지·개호에 공헌할 수 있도록 연 1회 정도의 강연회와 정보교류회를 개최하고 있다.

의료복지연계사가 앞으로 더 큰 활약을 하게 될 것을 기대한다.

의료복지연계 강습회 신청 및 문의처 : 일본 의료 매니지먼트 학회 사무국

쿠마모토시 츄오구 하나바타케쵸 1-1 미쯔이 생명 쿠마모토 빌딩 3층

(熊本市中央区花畑町1-1 三井生命熊本ビル3階)

TEL 096(359)9099 FAX 096(359)1606

◎ 일본 의료 매니지먼트 학회 http://jhm.umin.jp/

◎ 의료복지연계사 모임 http://renkeishi.net/

찾아보기

【ㅇ】

【ㅈ】

역자 약력

남은우 연세대학교 보건행정학과 졸업(1984)
연세대학교 보건대학원 보건행정학과(1986)
일본 Toho대학 대학원 의학연구과/공중위생학 전공 의학박사(1991)
일본 동경대학 의학부 국제보건학전공 객원연구원(1992)
일본 국립보건의료과학원 정책과학부 객원연구원(2004)
일본 류큐대학 의학부 국제보건개발학전공 객원교수(2018)
호주 Griffith대학 Menzies Health Institute, Adjunct Professor(2018-2021)
현 연세대학교 보건과학대학 보건행정학과 교수 겸 건강도시연구센터장

정승용 연세대학교 보건행정학과 졸업(2007)
일본 츠쿠바(筑波)대학 대학원 인간종합과학연구과에서 석사학위 취득(2011)
일본 츠쿠바(筑波)대학 대학원 휴먼케어과학(보건의료정책학) 박사과정 수료(2014)
일본의 병원경영 컨설팅 기업인 사이프레스에서 컨설턴트로 재직(2014-2018)
현 일본에서 고구마 비지니스 기획을 설립하여 대표 컨설턴트로 근무중

김소형 일본 나가노대학(長野大学) 사회복지학부 사회복지학과 졸업(2013)
일본 수도대학동경(首都大学東京) 대학원 인문과학연구과 사회행동학전공 사회복지학 석사학위(2015)
한국보건사회연구원 연구원 근무(2016)

신정우 연세대학교 보건행정학과 졸업(2005)
연세대학교 대학원 보건행정학과 보건학석사(2007)
연세대학교 대학원 보건행정학과 보건학박사(2014)
현 한국보건사회연구원 연구위원

커뮤니티 케어:일본의 의료와 개호 값 15,000원

2018년 12월 10일 제1판 인쇄
2018년 12월 15일 제1판 발행

저 자 : 무토 마사키
역 자 : 남은우·정승용·김소형·신정우
발 행 인 : 주 영 일
발 행 처 : 계 축 문 화 사

판권소유

서울특별시 종로구 통일로12길 16-17
우편번호 03029
TEL : 735-2257 · 738-9746
FAX : 723-9025
E-mail:gyechuk@hanmail.net
홈페이지 : http://gyechuk.co.kr
1973. 10. 31 등록번호 제300-1973-8호
ISBN 978-89-5629-529-9 93510

* 저자와의 협의하에 인지는 생략합니다.